［加］ 皮埃尔·米隆
［加］ 马苏·普洛瓦克　　著
［加］ 丹尼斯·金格拉斯

成功怀孕的秘诀

——不孕不育症的预防与治疗

孙建明　主译

U0381622

世界图书出版公司

上海·西安·北京·广州

Original title: Concevoir: prévenir et traiter l'infertilité by Pierre Miron, Mathieu Provençal & Denis Gingras

Copyright © 2012, Editions du Trécarré

All rights reserved

Current Chinese translation rights arranged through Divas International, Paris

巴黎迪法国际版权代理

（www.divas-books.com）

图书在版编目（CIP）数据

成功怀孕的秘诀：不孕不育症的预防与治疗／（加）米隆，（加）普洛瓦克，（加）金格拉斯著；孙建明译. —上海: 上海世界图书出版公司, 2015.3

　ISBN 978-7-5100-5901-8

　Ⅰ.①成… Ⅱ.①米…②普…③金…④孙… Ⅲ.①不孕症—防治 Ⅳ.①R711.6

中国版本图书馆CIP数据核字（2015）第002290号

成功怀孕的秘诀
——不孕不育症的预防与治疗

［加］皮埃尔·米隆　　　［加］马苏·普洛瓦克　　　［加］丹尼斯·金格拉斯　著

孙建明　主译

上海世界图书出版公司 出版发行

上海市广中路88号

邮政编码　200083

杭州恒力通印务有限公司印刷

如发现印刷质量问题，请与印刷厂联系

质检科电话：0571-88914359

各地新华书店经销

开本：787 × 1092　1/16　印张：11　字数：160 000

2015年3月第1版　2015年3月第1次印刷

印数：1-3000

ISBN 978-7-5100-5901-8/R·337

图字：09-2014-604号

定价：58.00元

http://www.wpcsh.com

译者名单

主　　译　孙建明

副 主 译　宋　旭　陈楚红　任云城　胡传义　张　瑜

校　　译　戴天虹　严　骅

译　　者　(按姓氏笔画排序)

　　　　　刘　鹏　孙正旸　杨晓萍　张圣熙　陆志成

　　　　　林文耀　顾本宏　夏　伟　蒲冠军　盖　云

　　　　　韩文均

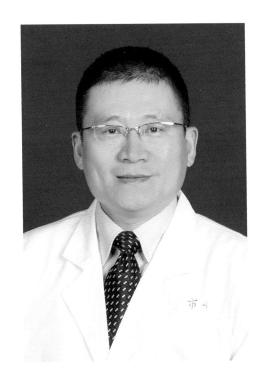

孙建明介绍

孙建明，男（1967—），1992年毕业于上海中医药大学。主任医师，硕士研究生导师，上海中医药大学兼职教授，上海市浦东新区"名中医"，浦东新区中医药协会男性病专业委员会主任委员，全国中华中医药学会男科分会委员。2009年担任浦东新区卫生局中医不育不孕特色专科学科带头人，2011年担任国家中医药管理局"十二五"重点肾病专科学科带头人，2013年担任上海市浦东新区传统型中医临床示范学科中医不育症专科学科带头人。以第一负责人承担科研课题9项。作为第一作者正式发表学术论文60余篇。

献　辞

献给赋予我们生命的父母

献给每天带给我们欢乐的伴侣

献给我们最爱的，并将我们的爱传递下去的孩子们

序　言

　　每天都会有女士通过邮件或亲自拜访的方式向我诉说她们无法怀孕的苦恼，而我认为，随着你对本书的阅读，你会发现怀孕的苦恼不仅仅困扰着女人，也是男人需要面对的问题。

　　某项调查显示，有1/6的夫妇受到不孕不育症的困扰。本书并不会讨论太多的健康问题，也不会告诉您当我们成年时会否出现此类问题，而是从实际需要出发，聚焦我们的生活。患了癌症的年轻女士是否了解她们有权在治疗癌症前将自己的卵子冷冻，因为癌症治疗可能导致她们终身不孕？

　　在英国，剑桥大学的罗伯特·爱德华兹（Robert Edwards）医生和帕特里克·斯特普托（Patrick Steptone）医生通过1978年7月25日出生的第一个人工体外授精婴儿路易丝·布朗（Louise Brown）改变了人类生殖医学的历史。小路易丝（Louise）成为众所周知的"试管婴儿"，该项技术也因此成为诸多不孕不育夫妇的希望。

　　随着研究的深入和技术的发展，迄今为止在全球已有500万试管婴儿出生，爱德华兹医生也因此荣获2010年诺贝尔生理学或医学奖。[1]

　　在过去，生殖能力是一个禁忌的话题，人们羞于说出自己是不孕不育症患者，只能默默地承受不孕不育的痛苦。直到有一天，著名女星席琳·迪翁（Celine Dion）在接受人工授精后勇敢地公开表示自己想要有个孩子。如果

---

[1]　欧洲人类生殖与胚胎协会（ESHRE）："截止2012年7月1日全球通过人工授精（IVF）和卵泡浆内单精子注射（ICSI）成功孕育的孩子已经达到500万人次"。

说路易丝·布朗是因人工授精而被众人所知的小女孩，那么勒内·查尔斯（Rene-Charles）则是因人工授精而一夜成名的小男孩。

在德国、澳大利亚、奥地利、比利时、丹麦、西班牙、法国、以色列、新西兰、挪威、荷兰和瑞典，近几年已经成功实施人工授精的费用由政府买单的政策。

在加拿大魁北克省，人工授精技术向所有女士开放，魁北克省也因此诞生了很多新的家庭，人口出生率得到大幅提高。

在此，我要衷心感谢向不孕不育症患者家庭提供免费治疗的政府人员和认可该项福利政策的所有相关人员。另外，非常感谢我的儿子和女儿，还有蒙特利尔与纽约的三家诊所。我一直致力于帮助不孕不育患者解决他们的难题，我清楚地明白这并不是解决不孕不育症最简便的方法，在这里说出我的经历也并非为了赢得人们的同情。

有些人可能会对人工授精技术提出质疑，认为花费太高，但在2006年3月29日的国民大会上，魁北克省不孕不育夫妇协会会长卡罗琳·阿迈特（Caroline Amireault）、律师卡琳·乔治（Karine Joizil）以及我本人，在安妮·珍妮弗（Annie Janivier）医生的指导下阅读了报告，了解了相关的费用标准。魁北克省新生儿协会的专家和魁北克省儿科医生协会出具的报告中提出："为了解决魁北克省其他的健康问题，魁北克省卫生系统必须对不孕不育症的治疗执行相同的政策。政府对不孕不育症的福利政策可以避免患者只能根据自身的经济能力决定是否治疗的局限性。同时，该政策还可以减少利益冲突，有效减少多胎妊娠率、新生儿与儿科并发症，从而减少政府卫生部门的财政支出。"

产前福利政策包括人工授精费用，这对社会来说是具有较高收益的投资方式。2008年《美国卫生管理杂志》的一项研究表明，人工授精的投资收益率高达700%以上[1]，一个国家在人口出生率上的投资是绝对不会错的。

---

[1] M.P. Connolly（移动医疗与健康），Michael Pollard（博士），Stijn Hoorens（硕士），Brian Kaplan（硕士），Selwyn P. Oskowitz（硕士），Sherman J. Silber（硕士），"人工授精成功怀孕的长期经济效益：终身税率计算，"《美国卫生管理杂志》（2008），该课题为圣塔莫尼卡蓝德集团与菲林国际中心（瑞士）资助项目。

该书的完成令我非常兴奋，它不仅详细解释了如何预防不孕不育症，介绍了对此类疾病的调查，同时还提供各种治疗方案和药物参考。皮埃尔·米隆与同事们致力于帮助不孕不育症夫妇更好地了解自己的病情，以便对疾病的治疗提前做好充分的准备。

最后，我本人衷心希望不孕不育症夫妇鼓起勇气，为了实现您成为父母的心愿，女士们必须要经历一系列痛苦的检查，包括多次血液检查、检验、注射、激素急剧变化、治疗等。在每一例试管婴儿的背后都是一个个希望成为真正母亲的女人，她们都曾经历一系列有效的检查。

对于那些还没有见到成果的夫妇，我想引用戴高乐的一句话，"眼下你仅仅是输掉了一场战斗，但并未输掉整场战争。"

对于那些渴望有个孩子却不能如愿的父母，我祝贺你们已经尽力做了你们能做的，但是你们要坚强地面对悲伤，冷静地去思考成功怀孕的其他方法。

我的女儿罗米（Romy）是通过人工体外授精出生的（感谢谭祥林（Seang Lin Tan）医生）。她今年4岁了，我想等她到16岁的时候把这本书送给她，让她清楚地知道她人生的选择将会影响她的生育能力。而且我还要告诉她，"虽然我经历了促排卵，但最终只有一个成熟的卵子，只有一个合格的生殖细胞胚胎形成，而那个胚胎就是你——我挚爱的女儿。虽然你在我的体外待了2天，但你永远停留在我的内心深处"。

另外，我还会将此书赠给我8岁的大儿子托马斯（Thomas），他是在我接受2次体外受精（感谢米隆（Miron）医生）期间"自然"怀孕的，因为我想要在将来的某一天成为祖母。"我的儿子，你是上帝给我的礼物，你的出生改变了我的人生。2005年5月17日，随着你的出生，我的角色发生变化，成为一名母亲，你永远的母亲"。

在你们兄妹出生的那一刻，你们的爸爸热泪盈眶，而当我写本篇序言时也再次留下了热泪，但这都是幸福的泪水。

另外，我要感谢那些给予我帮助的体外授精专家。

因此，您要相信奇迹是存在的！

朱莉·斯奈德（Julie Suyder）

电视节目主播和制片人

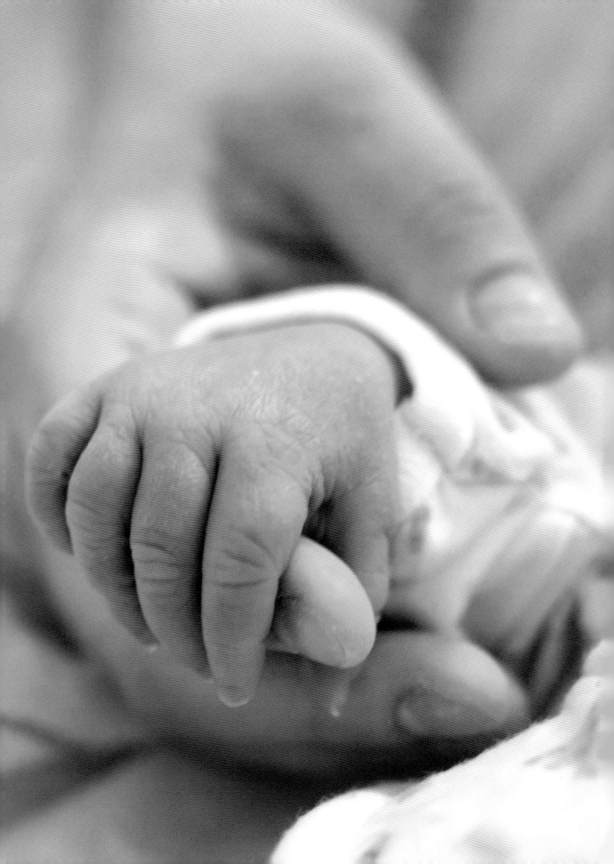

简　介

尘世间的我们是那么的渺小，我们的出现是因为有人离开，同时随着另一个新生命的出生而成为我们中的某个人。

加斯东·米隆（Gaston Miron，1928—1996）

自人类物种在约20万年前出现在地球上以来，已经生息繁衍了大约15 000代，其中绝大多数人已经死亡，相当一部分人已经死亡很长时间，但是他们仍然活在我们的心中；因为正是我们千千万万的祖先在那样艰苦的条件下自力更生，存活并繁衍下来，才使人类在经历数个世纪后仍然是地球上最优秀的物种，统治着我们居住的这个星球。因此，我们有理由珍惜我们存在的大自然，珍惜我们在地球上驻足的短暂时光；但我们也必须学会忘记，因为从生物学角度来看，我们的生命具有更广的含义，我们每个人延续着祖先的血脉，并承载着延续人类未来的责任，即生儿育女，繁衍子嗣。每一个生命最终都会逝去，而人类冒险延续的唯一方式就是寻找一条新的生物链之间的联系，确保在生命逝去之前繁衍新的后代，从而使我们的后代生生不息。

然而生殖不是一个简单存活的问题，尤其是在当今社会，人们在性爱冲动时会采用避孕措施干扰正常怀孕。如今，孕育孩子是一个理性的选择，其决定因素更多的是情绪，而不是生存的本能。现代夫妇都会慎重考虑是否孕育孩子，什么时间孕育才能使孩子与家庭生活更加融洽。他们对孩子的渴望通常包括以下一些形式：一些人组建家庭并不单单是为了延续家族，而更重要的是传递他们的价值和传统；对另一些人而言，孩子是夫妇爱情的结晶，他们为此感到骄傲（有时会变成绝望），因为孩子继承了父母双方的性格与长相，之后成长。想要组建家庭的原因诸多，但唯一相同的是夫妇双方渴望看到自己的生命因孩子而充实，为孩子的美丽而兴奋，为孩子的笑容而欣慰，为孩子的脆弱而心疼，为孩子的天真和无私的爱而感动。总之，我们想要孩子是因为我们想把爱传递给孩子，而孩子会带给我们无限的欢乐。

然而，对孩子的渴望可能会随着一次又一次受孕失败而残酷地变成失望，这可能持续数月甚至数年。尽管当今社会对性方面的问题已经相当开放，但不孕不育症似乎仍是禁忌，公众对此知之甚少，虽然不孕不育症的患病率已经高达1/6。孩子的缺失会较大程度地影响

家庭未来的生活，有些情况下人们甚至会质疑生命的意义所在。患者通常无法接受自己患有不孕不育症，认为生育能力是人类的本能，所以只能将痛苦深埋心底。

该书以最简洁的方式让不孕不育症患者了解目前导致不孕不育症的原因以及能够采取的医疗措施。近几年，生殖医学得到了较快的发展，帮助成千上万受到不孕不育症困扰的患者实现成为父母的梦想。该项医学的进步对全球产生了重大意义，尤其是魁北克省，政府对患者提供免费的辅助生殖治疗，从而给予所有不孕不育夫妇实现梦想的希望，而无需担心自己的收入或社会地位。

虽然在很多情况下，医疗技术能够有效地提高精子和卵子结合的成功率，但父母在这个过程中依然扮演着重要的角色。孕育一个孩子不只是生殖细胞的简单结合，而且还要为这些细胞的结合创造最优越的条件，以便胚胎健康发育，才有可能生出一个健康的宝宝。也就是说，无论是自然怀孕还是通过医学辅助怀孕，所有想要成为父母的夫妇都有着同样的担心，担心即将出世的孩子

可能会出现异常而影响到他的未来。

这些情况都是正常反应，重要的是我们要学会理性对待。要做到这一点，首先，我们必须回答几个最基本的问题：我们是否真的明白如何怀孕？看到这个问题你也许会笑。性爱是人类的本能，但我们是否真的明白一颗卵子和精子是怎样结合的，又是怎样发育成为一个由成千上万细胞组成的健全的人？我们是否意识到怀孕的过程受到一系列环境因素和人为因素的影响？我们是否明白即使是怀孕前父母的生活习惯也会对未来宝宝的健康产生重要的影响？我们是否了解胎儿所处的环境会给成年孩子带来哪些相关疾病的风险？采取哪些措施能够确保正常怀孕，避免胎儿畸形？上述这些问题值得思考，因为生殖生物学对我们普通大众来说依然是一个陌生而又非常复杂的领域。

本书中将会简单介绍怀孕的过程和当前不孕不育症的治疗方法，以及影响胎儿的主要因素。我们希望与您一起分享生命奇迹的魅力与奥妙。

目　录

第一章　性爱的魅力 ……………………………………………… 1

　　生殖细胞 …………………………………………………… 2

　　性爱——与激素相关 …………………………………… 5

　　月经周期 …………………………………………………… 9

　　精子的形成 ……………………………………………… 15

　　征服卵子 ………………………………………………… 17

　　受精作用 ………………………………………………… 19

第二章　怀孕困难 ……………………………………………… 25

　　人类的生育能力 ………………………………………… 26

　　不孕不育症 ……………………………………………… 28

第三章　女性不孕症 …………………………………………… 47

　　女性不孕症调查 ………………………………………… 47

　　女性排卵功能评估 ……………………………………… 48

　　引起排卵功能障碍的原因 ……………………………… 51

排卵功能障碍的治疗 ………………………………………… 57

盆腔疾病 ……………………………………………………… 62

第四章　男性不育症 ……………………………………… 67

男性不育症调查 …………………………………………… 68

男性不育症的原因 ………………………………………… 74

男性不育症的治疗 ………………………………………… 79

第五章　医学辅助生殖技术 …………………………… 81

宫腔内人工授精 …………………………………………… 81

体外受精 …………………………………………………… 84

成功怀孕五步曲 …………………………………………… 86

患者对医学辅助生殖技术关心的问题 ………………… 97

第六章　健康源于父母 …………………………………… 103

母子融为一体 ……………………………………………… 103

生殖遗传是一个复杂的过程 …………………………… 106

健康饮食 …………………………………………………… 107

远离有毒物质 ……………………………………………… 111

为胎儿计划 ………………………………………………… 113

两代人的健康 ……………………………………………… 114

对孙子辈的影响 …………………………………………… 120

第七章　产前筛查和诊断检查 ···················· 123

产前筛查或诊断性检查 ···················· 123

第11~14周的孕早期筛查 ···················· 124

未来的发展方向 ···················· 132

第八章　成功怀孕的诀窍 ···················· 135

频繁性生活 ···················· 135

如果可能，不要等到最后一刻 ···················· 136

戒烟 ···················· 137

健康饮食 ···················· 139

切勿过度肥胖 ···················· 141

辅助生殖技术：男性因素 ···················· 142

辅助生殖技术：女性因素 ···················· 144

成功怀孕 ···················· 145

关于作者 ···················· 149

了解更多 ···················· 151

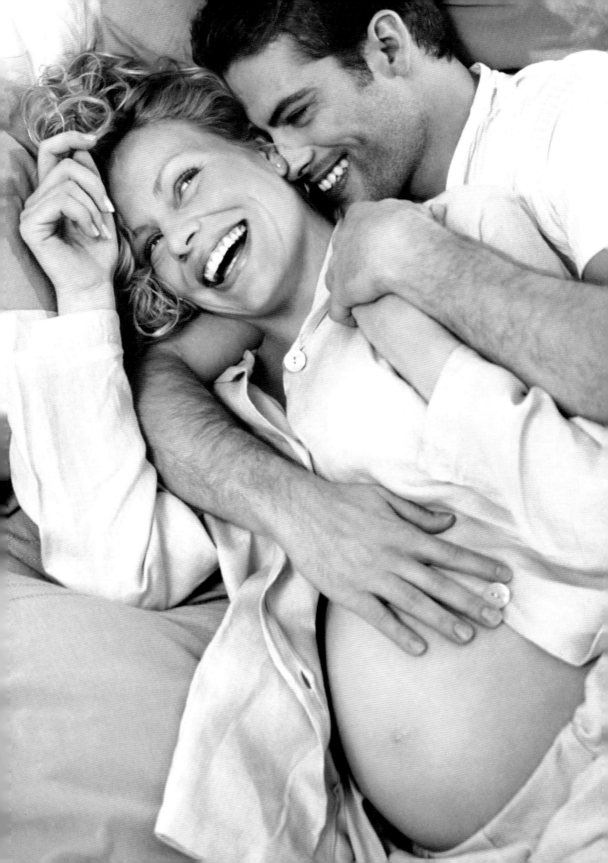

第一章

性爱的魅力

爱情冲昏我们的头脑，但正是这种本能的冲动，带给我们无限的快乐。

于贝尔·阿坎（Hubert Aquin，1929—1977）

"妈妈，我是从哪里来的？"这个问题听起来似乎很简单，却实际反映了人类对其根源，对怀孕这一神秘现象充满好奇。然而，我们要感谢自人类存在以来这一被重复提起的问题，人类是地球上唯一懂得生殖与性爱之间具有直接联系的物种，这一重大发现在促进人类家庭稳定和文明发展的过程中起到重要作用。

性爱与生殖之间的联系让父母感到难以启齿，难以满足孩子的好奇心。因为一直以来与性爱相关的话题，甚至是与性相关的事物都是禁忌。或多或少受到传统思想文化的影响，大多数人对这一实际问题的反应比较尴尬；而天鹅、蜂蜜或卷心菜叶这些常见的事物是无法充分解释"生命的奥秘"的。幸运的是，人们对性爱话题的尴尬正在慢慢成为过去，随着现代社会逐渐开放，我们对怀孕与性爱相关的问题开始有了理性的认识。

然而，对性相关态度的开放并不意味着我们对怀孕机制的了解，我们时不时会忘记怀孕的事情，但性关系仅仅是这一复杂过程中可见的部分，其他因素对大多数人来说仍然是个谜。在讨论影响生殖过程的因素之前，我们有必要先了解一下男性和女性生殖细胞的概况及其结合的条件。只有对生殖生物学有了更好的了解，我们才能更加体会到人类存在的珍贵。

生殖细胞

由于女性与男性的生理功能完全不同，因此他们的生殖系统也反映了两性之间解剖学的主要区别（图1-1）。

女性生殖系统集中在子宫，子宫是其生殖的关键器官，因为它为胎儿提供发育的场所。子宫的下部是连接宫颈的阴道，上部通过输卵管与卵巢相接。在夫妻性交过程中，男性的精液射入女性的阴道，经过宫颈、宫腔和输卵管，接下来精液中的一个精子与卵巢排出的卵子结合，之后受精卵进入子宫，附着在子宫内壁（内膜），开始胎儿的孕育。

由于男性睾丸起到主要作用，产生精子细胞并输送至阴茎，因此男性的生殖系统相对简单。在射精期间，精子暂存在睾丸顶部的附睾（储精囊）中，之后进入输精管，与储精囊分泌的一种保护体混合，以精液的形式排出体外。

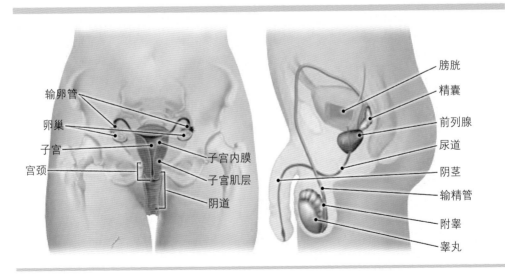

图1-1　女性与男性生殖系统部件

与产生精子和卵子的男女不同，精子和卵子既有很大不同又相互补充（图1-2），其中最显著的差异当然是大小：卵子是人体中最大的细胞（直径 100μm，相当于一颗沙子），而精子则是人体中最小的细胞，其头部仅仅是卵子的数千分之一。精子体积小，有助于游动：是人体中唯一带有鞭毛的细

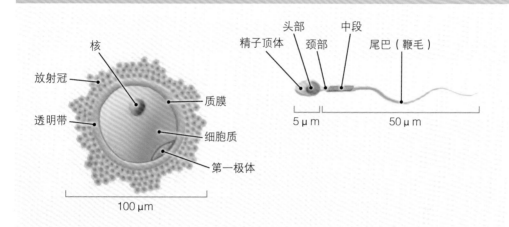

卵子：

- 卵子是人体（女性）最大的细胞，直径约为100μm。
- 女性在出生时就带有一定数量的卵子（女性的身体就是一个卵子仓库）。
- 每个生理周期只排一颗卵子。
- 排卵后，卵子可以在体内成活24小时左右。
- 卵子是无法在体内活动的。
- 一颗卵子包含23对染色体，为母亲的基因遗传。
- 通常卵子的第23对染色体为XX。

精子：

- 精子是人体最小的细胞（男性），约为5μm（加上鞭毛55μm）。
- 青春期后，男性每天会生产精子（男性天生就是精子加工厂）。
- 精液中可能包含2 000万~1.5亿个精子（甚至更多）。
- 在理想环境中，精子可以存活5天。
- 精子可以利用鞭毛在人体内自由游动：它是人体唯一带有鞭毛的细胞。
- 一个精子包含23对染色体，为父亲的基因遗传。
- 精子的第23对染色体为XX或XY。

图1-2 卵子与精子：为彼此而生

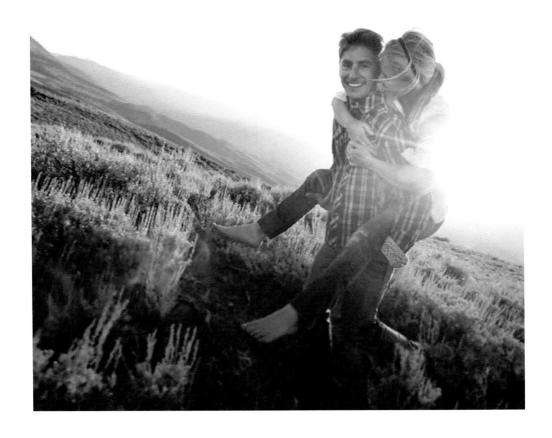

胞，便于高速游动（20~100μm/s），直到进入女性的卵子。上述不同说明了有性生殖的基本特征：一方面，女性必须能够提供孩子成长所需的大量营养，女性生殖功能正常，卵子才能顺利成长并稳固，等待着男性精子的进入。另一方面，男性必须扮演积极的角色，生产大量具有活力的精子，以使它们游入女性身体与卵子成功受精。

卵子与精子唯一相同的是各自带有父亲和母亲的基因物质。纯粹从生物学的角度来讲，生殖学似乎只有一个目的，那就是人类将自己的基因遗传给子孙后代，从而确保人类物种的存在。在低级生物中，如细菌，传递过程非常简单。菌细胞分裂为两个，形成两个"子"细胞，与"母"细胞具有相同的基因。另一方面，绝大多数的多细胞物种的生殖依靠性交，通过来自父母双方两种基因物质的结合来实现。这种生殖方式最大的意义是形成生物的高度多样性。两种遗传基因的结合可能创造出新的个体，从而适应社会的不断变化。因此，性在生殖过程中起到至关重要的作用：由于有性生殖，孩子不仅是与父母不同的个体，而且事实上是独一无二的人，是父母双方基因结合后的唯一产物。

性爱——与激素相关

人体在青春期时出现的神奇变化，是对激素在生殖过程中所起作用的最佳诠释。我们常常只看到引起人类从儿童过渡到青春期的"激素激增"的外部作用，这一作用触发身体的发育和表现，但我们更应该意识到，这些外部作用是人体生物化学变化的可见表现，而这种改变恰恰是为了形成最初的生殖细胞。如果我们要明白是如何怀孕的，就需要了解在这一过程中人体激素的重要作用。

激素扮演着化学信使的角色，是由人体的某些特殊腺体分泌的，会影响人

体器官另一部分的功能。有点类似恒温器，激素能够自我调节，根据其反应的强度平衡产生量的大小（图1-3）。

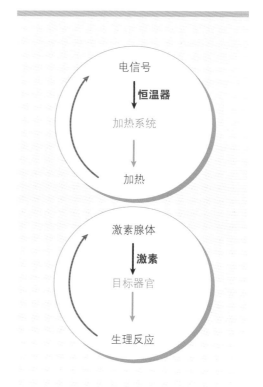

激素与恒温器类似。当温度达到一定数值时恒温器停止加热，分泌激素的腺体受激素反馈的生理信息控制，当反馈信息达到一定程度时，人体的反馈抑制机制就会启动，停止分泌激素。

图1-3　激素系统通过反馈抑制进行自我调节

每个孩子都是独一无二的

人体每个细胞的细胞核中含有23对染色体，由分别来自父亲和母亲的染色体结合而成，但在生殖时，来自父亲的46条染色体并不只是简单地与来自母亲的46条染色体结合，否则，产生的92条染色体会无法形成有机体。

卵子和精子的基本功能是"简化"生成新的基因物质，通过随机选择每对染色体中的一条，染色体的数量减半。换句话说，父母的遗传基因不会再生；孩子的染色体既不会与父亲的相同，也不会与母亲的相同，而是两者的结合，当生殖细胞生成时形成全新的染色体。

例如，当你设定了恒温器的温度值，恒温器就会向加热系统发出电子信号，系统开始加热，一旦室内温度达到设定的温度值，系统记录信息并取消电子信号，设备停止加热。人体的整套激素系统的工作原理类似：某些腺体分泌的激素通过血液循环进入目标器官，导致身体产生相应的生理反应（增加蛋白质、输送糖分、产生其他激素等）。而分泌激素的腺体像个恒温器，会记录上述反应的强度，适当调节控制激素的分泌，这一过程被称为反馈抑制。反馈抑制对整个器官的功能非常重要，能够使各种器官对相关的生理波动因素快速做出反应，通过增加或减少激素的分泌促进人体各个器官功能达到平衡。

人体生殖系统激素的作用遵循相同的原则，但是这一过程无论在男性还是女性体内都是较为复杂的，因为其控制中心（"恒温器"）位于下丘脑。下丘脑是人类脑部的一小部分，其作用是整合从外界接收的片段信息，之后通过神经系统输送给大脑。下丘脑本身并非激素腺体，也无法独立控制激素分泌的系统；它必须与附近分泌激素的脑垂体协作才能完成，而脑垂体分泌的激素正是用于调节人体生理过程，其中包括生殖过程。

从专业角度来讲，其协作关系通过某些促性腺激素释放激素（GnRH）

的神经来实现，从而刺激生成另一种激素——促性腺激素（FSH和LH）。这些激素进入生殖器官（卵巢或睾丸），刺激性激素的分泌，从而促进生殖细胞成熟（图1-4）。在女性体内，性激素控制着月经周期和排卵期，而在男性体内，这些激素会继续受到下丘脑的控制，脑垂体会根据身体需要不断调控分泌的GnRH、FSH和LH的量。激素轴连接着下丘脑、脑垂体和生殖腺（卵巢和睾丸），这些器官也是性爱的基础，决定着生殖成功与否。因此，我们可以说性爱与激素紧密联系。

三大激素

卵子和精子的成熟依靠连接女性和男性大脑与生殖系统的各种激素，在诸多激素中最重要的有三种。

促性腺激素释放激素（GnRH）： 是在人类生殖过程中起到重要调节作用的激素，控制着生殖细胞生成的所有相关过程。GnRH的功能源于其能够控制脑垂体对FSH（促卵泡激素）和LH（黄体生成素）的释放；这两种激素对生殖腺分泌性激素起到关键作用。GnRH的一个特点是以脉冲的形式循环分泌，其频率决定了生成促性腺激素的最大数量。这些脉冲在男性体内相对稳定（大约每2个小时一次），但在女性的月经周期内却一直在变化，管理着卵巢内卵子的成熟和排出。

促卵泡激素（FSH）： 正如其名，FSH的基本功能是为了支持卵子成熟过程中卵泡的发育。当脑垂体分泌的FSH促进卵泡直径达到10mm左右时，卵泡细胞开始分泌月经周期所需的大量雌激素，同时，雌激素对下丘脑产生抑制效应，减少GnRH的分泌，进而减少脑垂体对FSH的分泌。人体负反馈控制功能的作用非常重要，因为这样可以降低FSH的分泌从而阻碍小型卵泡的继续发育，以便更好地选出一个优势卵泡成为唯一成熟的卵泡（图1-4）。

对于男性而言，FSH在睾丸的精液管内壁起到支持细胞的作用，支持精子成熟，FSH刺激精母细胞(未成熟的精子)的分化，在支持细胞的帮助下促进睾丸间质细胞生成睾酮，这两步对生殖细胞的生成起着至关重要的作用。

脑垂体分泌的黄体生成素（LH）：在女性排卵过程中扮演着重要角色，促进卵泡生成雄性激素，是其与雌激素合成的先兆。这一功能在男性体内更为明显，睾丸间质细胞受到LH的刺激，在男性体内生成95％的睾酮。除了对人体生理过程产生的一系列影响外，睾酮无疑是精子成熟不可或缺的物质，因此该激素的平衡也会影响生殖过程。

人脑对性激素的控制还意味着外部因素会影响下丘脑–脑垂体复合体，继而影响到性周期。这种影响在女性体内反应较为明显，一系列的外部环境因素（如长期压力、激烈的情绪、膳食不平衡）都能导致女性月经周期的变化。

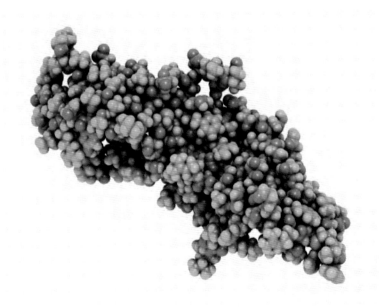

↗ 促卵泡激素（FSH）

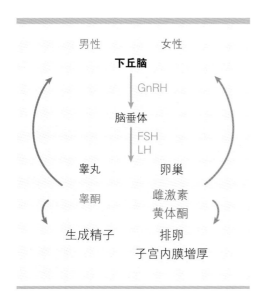

男性　　　　女性

下丘脑

GnRH

脑垂体

FSH
LH

睾丸　　　　卵巢

睾酮　　　　雌激素
　　　　　　黄体酮

生成精子　　排卵
　　　　　　子宫内膜增厚

图1-4　女性与男性的下丘脑-脑垂体-性腺轴

月经周期

月经周期是女性体内最复杂也最具有说服力的激素机制，控制着生殖系统。女性从青春期到绝经期大约有450次月经周期，是典型的生理现象，在此期间女性身体分泌出一系列激素用于促进卵子的成熟和排出，并为其进入子宫创造有利条件。

由于女性怀孕过程需要消耗大量的精力，因此相关的激素控制系统作用非常严格；大脑对激素分泌的控制必须确

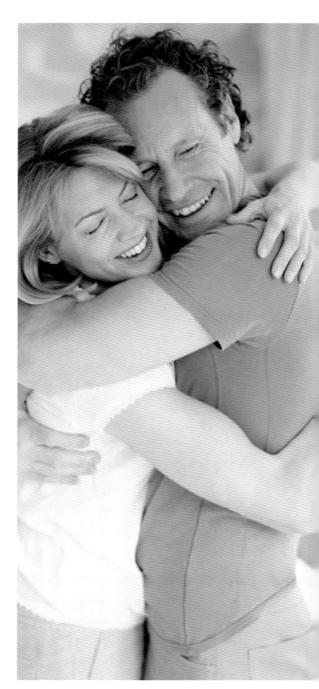

保女性身体保持在最佳状态，有利于胚胎的发育。例如，如果女性的新陈代谢紊乱（厌食、病态肥胖、过度锻炼），就会影响下丘脑的激素分泌，对胎儿发育造成威胁。在这种情况下，GnRH的分泌出现紊乱，身体就不会出现排卵。女性生殖系统的另一个特征是在胎儿期女性身体就会生产所有的卵子，这些卵子在体内潜伏多年，直至怀孕。而激素的作用就是"唤醒"这些成熟的卵子，促进其发育和受精。

我们要谨记，女性月经周期内分泌激素的唯一目的是促进卵子成熟，从卵巢内排出，以便与精子相会，为胚胎的着床和发育创造良好的条件。因此，可以采取三种策略调节女性体内激素的分泌达到精确配比（图1-5）。

卵泡期

在胎儿发育期间未成熟的卵子存储在卵泡内。卵泡是由卵子及其周围的小型细胞群组成的，主要作用是为卵子提供营养和促进其成熟的激素（见文本框）。月经周期的第一个阶段卵泡群受到刺激，快速发育直至卵子最终成熟，

从卵巢中排出。

女性的卵泡期（增殖期）在正常的月经周期内一般持续1～12天（通常第1天也是月经周期的第1天）。在第1天之前的几天，当来自下丘脑的GnRH发出脉冲信号，脑垂体分泌的FSH增加，增加到一定水平就会"唤醒"一些成熟的卵泡。一般情况下，FSH一开始能够唤醒5~10个成熟的卵泡，但最终只有一个脱颖而出，成为优势卵泡（但也有例外，2个卵泡同时成为优势卵泡，就会形成异卵双胎）。同时，FSH还会在卵泡中刺激雌性激素的分泌，为之后胚胎的发育提供所需的其他激素。下丘脑分泌雌激素的增加反过来也会增加GnRH的脉冲频率，而排卵所需的LH激素就会下降。与此同时，女性的子宫内膜在前一次月经周期内增厚，在雌激素的作用下开始增生，女性的整个生殖系统（阴道壁、宫颈黏液）在此期间就容易受孕。

排卵期

当女性体内的雌激素水平达到临界水平（400~1 500pmol/l），囊状卵泡基

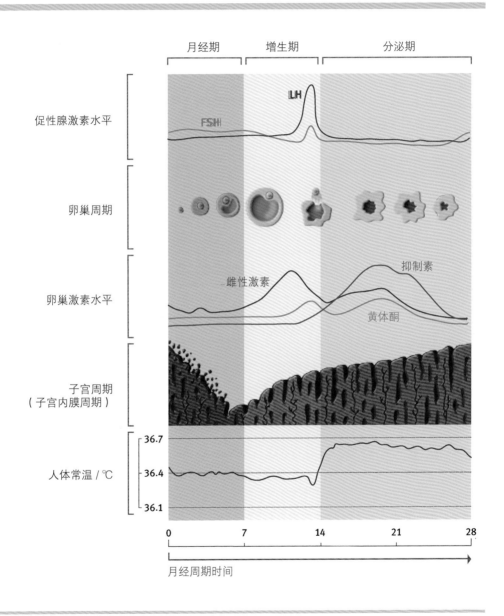

图1-5　月经周期中激素及其生理功能概况

卵子和卵泡

卵子非常脆弱，其存活依赖于为它提供养分并尽可能保护其不受外界环境影响的保护细胞，这些细胞群结构被称为卵泡，通常在胚胎发育的第20周形成并附着在未成熟的卵子上，直至卵子成熟。

尽管受到保护，但仍有大量卵子在开始形成时就快速死亡：在怀孕的第5个月通常会有700万个卵泡出现，但只有200万个能够存活至胎儿出生，而到了女孩的青春期就减少至30万个。

当女性年龄到50岁左右，"卵巢储备功能"随着时间的推移逐渐退化，进入更年期，也被称为绝经期。但是，近期有专家认为，年龄大的女性卵巢中可能含有能够发育成卵子的干细胞，提出通过人工选择性的干预促使这些干细胞在进入绝经期后的女性体内再次生成卵子。

在女性生育期，由于卵泡在生长和成熟期可能发生变化，通常每个月产生一颗卵子（图1-6）。在女性胎儿体内会产生许多原始和初级卵泡，首先变成次级卵泡，这是对脑垂体分泌FSH发出信号能够反应的中间阶段。

随着女孩青春期的发育，FSH的分泌会促进这些卵泡继续发育，腔内充满包含有卵子的液体（囊状卵泡）。在这一阶段，FSH与其他激素，尤其是抗苗勒管激素（AMH）共同作用，从诸多卵泡中筛选出优势卵泡——生长最快且能够顺利排卵的卵泡。

在成熟期，卵泡直径约2cm，被称为囊状卵泡或"格雷夫"卵泡，随着LH激素水平的升高将排出一颗卵子。卵子排出后，卵泡变成一种"黄体"结构，为子宫内膜加厚提供所需的黄体酮。

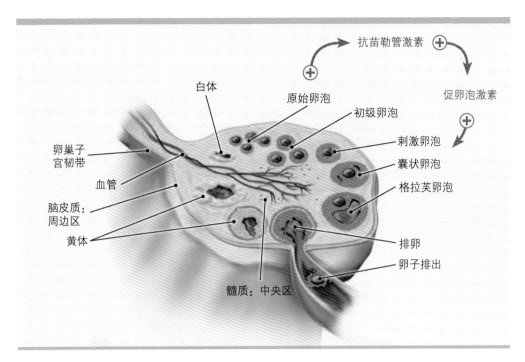

抗苗勒管激素

促卵泡激素

白体

原始卵泡

初级卵泡

刺激卵泡

囊状卵泡

格拉芙卵泡

卵巢子宫韧带

血管

脑皮质：周边区

黄体

排卵

卵子排出

髓质：中央区

图1-6　卵巢周期内卵泡成熟

本完全成熟，接近卵巢的表层，等待着表层破裂的信号而排出其中的卵子。这种信号源于脑垂体分泌的LH突然激增（通常被称为"LH峰"）。在激素达到峰值时卵泡细胞内的分子物质喷发而出，36个小时后就会从卵巢中排出一颗成熟的卵子，进入输卵管壶腹。通常，在排卵期优势卵泡破裂时会引起经期间痛，在排卵期间下腹或后腰出现轻微疼痛也或多或少是种提示。

黄体期

当成熟的卵子排出卵巢，在月经周期LH达到峰值后立即过渡到黄体（或分泌腺）期，子宫内膜增厚，为胚胎的着床提供必要的条件。虽然此时卵泡中不再包含卵子，但也会发生变化。排卵后卵泡表面破裂出现"创伤"，血液累积，其外表和功能均发生较大变化。卵泡的表面逐渐变为淡黄色，血液中的类胡萝卜素（尤其是黄体）增加，之后黄

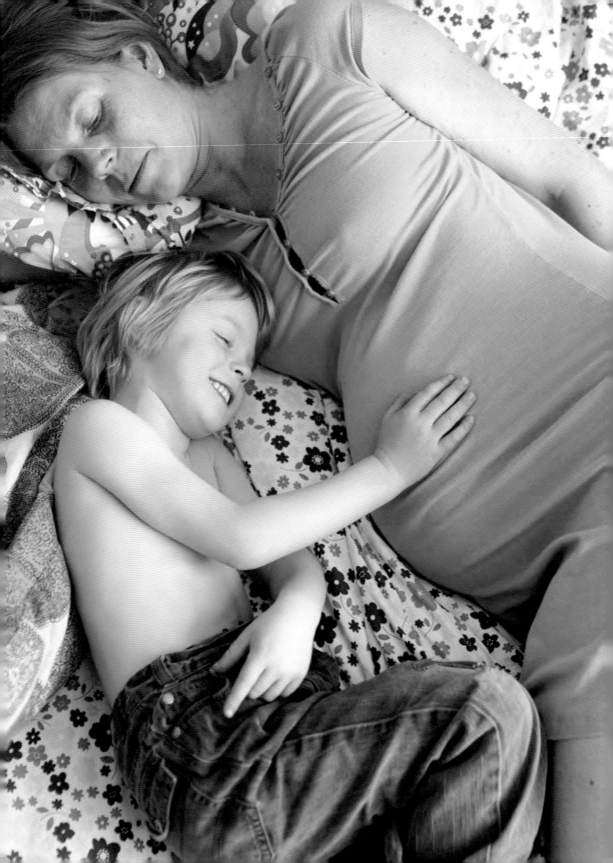

体会产生大量的黄体酮，负责调理月经周期其余的生理活动。黄体分泌的黄体酮是关键，能够促进子宫内膜增厚，子宫充血，为受精卵植入子宫做好准备。卵子一旦受精就会自动在子宫着床，这时胚胎细胞进入胚泡期，人体会分泌出一种"人体绒毛膜促性腺激素"（hCG），此时黄体继续分泌黄体酮直至胎盘形成，为胚胎提供保障。如果受精失败，在排卵期第9天黄体酮就会开始分解，人体黄体酮水平下降，引起剥落的子宫内膜随着经期出血一起排出体外，但这只是暂时现象，体内黄体酮的快速下降影响激素对下丘脑分泌的GnRH的抑制作用，导致下丘脑-脑垂体-卵巢轴再度激活，又有新一批卵泡被"唤醒"，开始一个新的周期。

精子的形成

虽然相对女性生殖系统而言较为简单，但男性生殖系统控制激素的过程对于怀孕能否成功同样非常重要，也是取决于下丘脑和脑垂体分泌的激素（GnRH、FSH和LH），只不过这次变成了由精子的"加工厂"——睾丸来接收这些激素传递的信息。

下丘脑-脑垂体-睾丸轴的主要目标是促进人体产生大量的精子细胞，以便射精时射出足够的精子。事实上，与女性的生殖系统（每个月排出一颗卵子就能确保胎儿的优良发育）（多胎妊娠也意味着高风险）比较，男性生殖系统的功能是生产尽可能多的精子，保证有一个能够成功穿越其与卵子之间的障碍。这一过程类似于远距离射中目标。从统计学角度讲，你投掷的导弹数目越多，射中靶心的机会越多。而导弹的数量让人惊讶：女性出生时就带有所有的卵子，而在青春期和绝经期之间只有450颗左右成熟，而男性睾丸每天可以生产上亿个精子（每秒1 500个），一名男性从青春期到80岁可以生产2万多亿个精子。

男性之所以能够生产如此多的精子要归功于生精小管。生精小管是睾丸内细长的小管，外表类似面条，占据睾丸内大部分空间。众多生精小管被含有间质细胞的充血连接组织隔开，充血连接组织主要负责在脑垂体分泌的LH达到

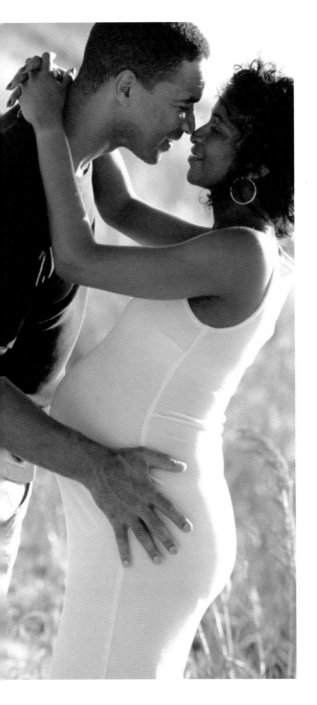

一定水平时生产睾酮。

生精小管旁连接组织分泌的睾酮在精子的成熟过程中起到重要作用（图1-7），每条小管内层由一层干细胞（精原细胞）和支持细胞组成。支持细胞为干细胞提供营养，促使生成成熟的精子。青春期开始，支持细胞受到FSH的刺激，间质细胞开始生产睾酮，从而激活精原细胞，经过一系列变化后形成顶体——含有能够穿透卵子必要的囊，精核浓缩物中含有父亲的基因物质和精子的头部、颈部和尾部。一个精子从干细胞到成熟需要70天左右，之后进入生精小管，游向附睾并暂时储存。

当射精发生时，精子被送入输精管，与精囊分泌物和前列腺液汇合，形成精液。每次射精平均量2~6ml精液，其中包含精子2.55亿个左右。

正如女性有排卵期，男性精子成熟的过程同样受到反馈抑制系统的控制，睾酮会减少脑垂体对LH的分泌，从而将性激素维持在恒定的水平。当男性体内血液中的睾酮过量，这种自动调控机制会受到干扰。为增加体能而服用合成类固醇的男性生育能力急剧下降就是一个

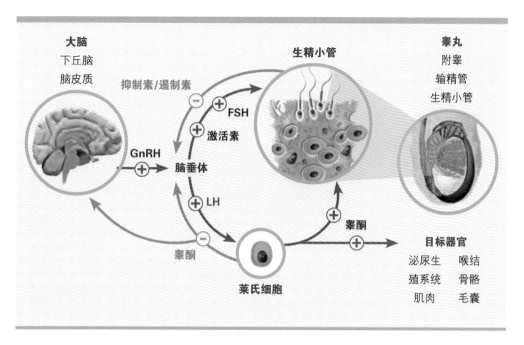

图1-7　下丘脑–脑垂体–睾丸轴

最典型的例子。因为类固醇是一种与睾酮（如司坦唑酮、诺龙）类似的激素，可以干扰下丘脑，下丘脑认为睾丸已经分泌足够的睾酮，从而停止FSH和LH的分泌，最终睾丸停止分泌睾酮，进而停止生产精子，长时间服用可能会导致功能萎缩，患上暂时性或永久性不育。

征服卵子

睾丸之所以生产天文数字之多的

精子是为了克服诸多困难直至使卵子成功受精。这些困难中首先是距离问题：对于一个精子来说，游过1mm需要55 000步，因此从输精管到女性阴道（约15cm，几乎是精子长度的3 000倍）是一个相当遥远的距离，相当于一个人游完5km到达目的地。

解剖壁垒是指精子穿越路线上必须面对的主要障碍：最先进入女性阴道的数以亿计个精子中仅有1%能够穿过宫颈，而到达受精场所输卵管（壶腹）的

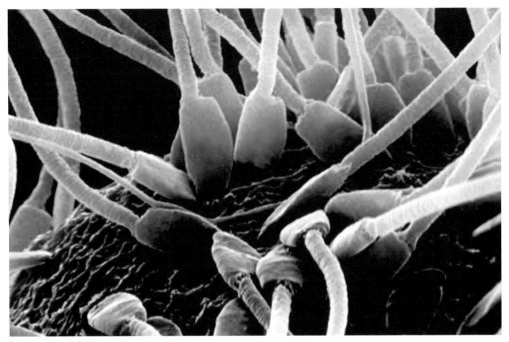

↗ 精子与卵细胞结合过程

只剩200个，在此只有一个精子能够与卵子成功结合（图1-8）。受精过程是一个选择性的过程，绝大多数精子在游向卵子的途中被自然淘汰。

穿过宫颈

宫颈黏液在筛选过程中起到关键作用（图1-8），是一种有抗菌性能的凝胶，其中90%~98%为水、纤维蛋白、白细胞和抗体，能够在精子到达输卵管之前对其进行筛选。大多数女性在月经周期内，宫颈黏液加厚并变得黏稠，形成一层天然的屏障来保护宫腔，避免外界物质进入。在排卵期，卵泡分泌的雌激素会改变黏液的组成与结构，为精子提供穿过的"走廊"，此时黏液变得较为稀薄清澈，暂时碱性，护送精子穿过偏酸性的阴道（pH4.2），为其顺利穿过宫颈创造有利条件，但这并不意味着所有精子都可以穿过。事实上，宫颈会过滤所有异常或是欠活跃精子，只留下受精概率较大的极少数（为总数的

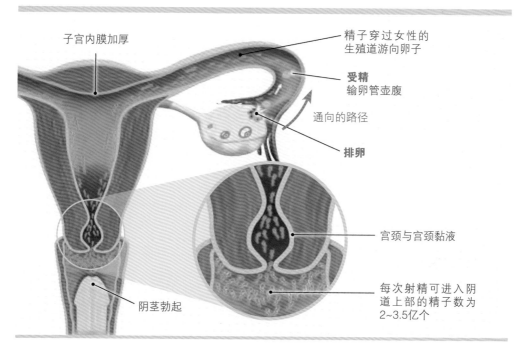

子宫内膜加厚

精子穿过女性的
生殖道游向卵子

受精
输卵管壶腹

通向的路径

排卵

宫颈与宫颈黏液

每次射精可进入阴
道上部的精子数为
2~3.5亿个

阴茎勃起

图1-8　女性生殖道内的配子路径

1%），并且这一屏障会迅速关闭；当排卵发生后，黄体分泌的孕酮促使黏液再次加厚，颜色变白，阻碍精子进入。

进入输卵管

精子穿过宫颈后，经过一系列重要的生理变化与卵子受精，这一成熟的过程被称为精子获能，包括精子外膜的生化聚变，使其遗传基因与卵子结合，并具有更强的活力，表现为它们的鞭毛进行较强的波形运动，在精子获能完成后才能顺利穿过输卵管与卵子汇合。

受精作用

受精作用时人体激素分泌达到高峰，伴随着生殖细胞的产生与成熟，这是最复杂的生理过程。精子与卵子的相遇并非偶然，而是经过一系列分子间的相互作用将精子推向卵子，将外部的膜消化后以便其头部进入卵子。在特定条件下，离卵子最近的精子必须首先穿过周围的卵泡（放射冠）进入，在一个精子进入后在外部形成一层完整的透明膜带，阻碍其他精子进入（这也是一般情况下只有一个精子与卵子受精的原因）。在此阶段，精子表面的受体与卵子膜中的某种蛋白质结合，激发两者紧密结合，形成最初的顶体反应。

这是受精作用的关键：精子头部的顶体释放一种可以分解透明带的酶，促使精子与卵子结合形成原核，受精成功，但是在与精子的基因物质结合之前，卵子必须确保其他精子不得进入：卵子一旦与精子结合，外层的透明膜就会产生一系列瞬间（几毫秒）的生化反应，立即将卵子包裹起来，将其他精子阻止在外（皮质反应）。这种保护机制是为了确保卵子只能与一个精子受精，防止胚胎形成时多余染色体和多精受精现象。

总之，卵子与精子受精是伴随着女性月经周期激素的变化而产生的一系列变化，虽然极其复杂，但整个过程却瞬间完成（图1-9）：在女性生理周期第13天，体内LH激增引起排卵，排卵后在12~24小时内在输卵管里完成受精，之后立即移入子宫，而黄体分泌的孕酮激素为子宫创造好有利于受精卵着床及发育的环境。在移向子宫的同时，胚胎开始分裂，在3~4天内进入桑葚胚期（分裂成16个细胞），之后形成囊胚，形成数百个细胞。在排卵1周后，囊胚已经植入子宫内膜，在此接受胎盘提供的氧气以及母体传递的必要营养发育35~40周。

受精作用是一个美妙而又相当复杂的过程，从精子到卵子，到为两者的结合提供有利条件，到胚胎植入子宫内膜，胎儿在子宫内的发育，几乎涉及人体所有的激素和身体结构因素，其中任何一个环节出现异常就会影响整个过程，导致怀孕失败。

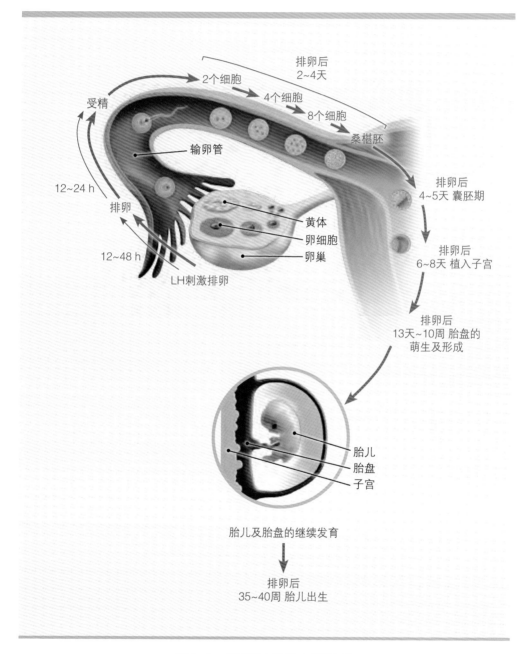

图1-9　受精过程的主要阶段

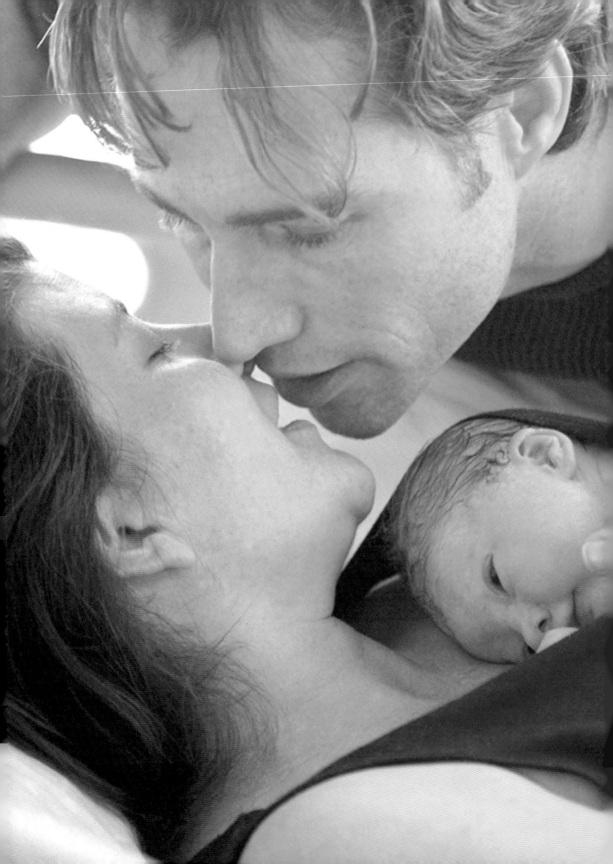

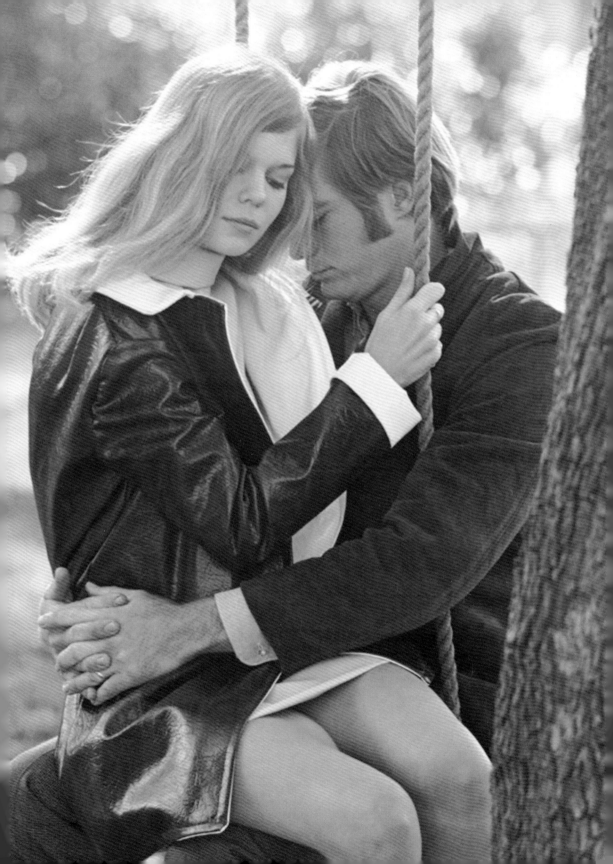

第二章

怀孕困难

稻草垛上，小家伙们甜甜地睡着，新鲜的空气、明媚的阳光，让他们那样的美丽、明亮、坚强。

夏尔·涅柔斯·博舍曼（Charles-Neree Beauchemin，1850—1931）

随着现代社会的发展，人口出生率受到各种因素的影响。人们将性爱与生殖功能分化，夫妻间采取避孕措施，尤其是女性为了协调个人与职业生涯，延迟了组建家庭的时间，以便趁年轻完成自己的目标和梦想。她们有时间获得高的学历，事业有成（医学、工程、管理等行业），有充足的时间旅行探索世界，或只是享受浪漫的两人世界，这些都改变了夫妻双方在传统概念中的角色，女性逐渐开阔视野，发挥自己在社会中的作用。虽然她们仍保留着生育孩子的梦想，但这成为一种更加理性的选择，不单单取决于浪漫的环境和情绪，更重要的因素是是否在对的时间。

夫妻认为在享受性生活的同时进行避孕是自然的，如果不避孕也是自然的——停止避孕就自然会怀孕。然而，人们对生殖功能的这一认识并不合理：大多数夫妇在计划生育孩子时，急切地想要成功怀孕，但经过一段时间的努力往往发现无法怀孕或反复流产。这就是问题所在，并不仅仅是准备时间短的原因，更令人担忧的是反复怀孕失败令夫妻对自己的生育功能产生怀疑，需要的时间就更长。在面对这样的问题时，夫

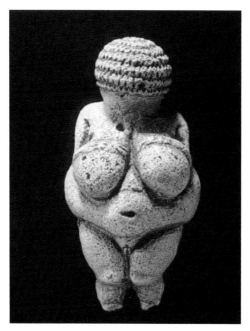

↗沃伦多夫的维纳斯，生育之神。

程，所以是否能成功怀孕也受到一系列社会环境和因素的影响。

人类的生育能力

人类可能会发生相对不孕症：我们的生育能力，或者说每个生理周期的怀孕率，约为25%，这要比其他动物的怀孕率低得多。这是因为男性生产的精子相对较少，仅仅是有些动物生产精子量的1/5（图2-1），并且大多数生殖细胞呈现异常的形态特征。

妻双方该如何面对呢？正常的怀孕时间是多久？我们是否可以采取一些有效的措施帮助他们成功怀孕？如果经过努力后没有结果，他们应在什么时候看医生？

这些问题非常重要，不孕不育症比我们想象的更加复杂，人们对此也知之甚少。在对怀孕困难的夫妻双方进行医学检查之前，我们认为非常有必要让他们了解什么是不孕不育症，该病在现代社会的发病率，以及使怀孕率下滑的主要因素。由于涉及所有的主要生理过

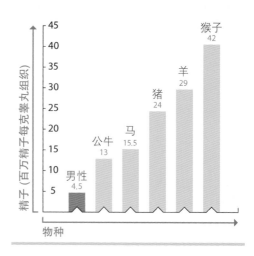

（来源：引用自弗兰克等人，马丁内斯和雷佳拉德，1998）

图2-1　各类动物精子量比较

导致生育率降低的另一个因素是较大比率的中途流产，近1/3的胚胎在植入子宫后的第10周前流产，主要原因是非遗传性染色体变异。妊娠丢失在18周岁以下和35周岁以上的女性中较为常见，且这种频率在逐年增加（图2-2）。例如，35周岁以下的女性在怀孕后第6周和第12周之间流产的比率是9%~12%，而40周岁以上的女性流产率高达50%。在50%~60%的情况下流产是由于染色体变异引起的，主要表现为三染色体性，因此主要是基因缺陷导致胎儿流产。在少数情况下，反复流产（流产2次及以上）会成为怀孕成功的障碍。

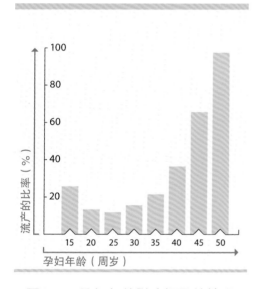

图2-2　孕妇年龄影响怀孕的情况

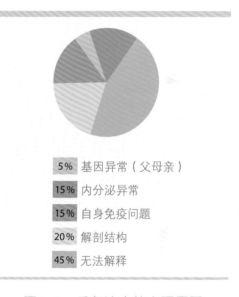

5%	基因异常（父母亲）
15%	内分泌异常
15%	自身免疫问题
20%	解剖结构
45%	无法解释

图2-3　反复流产的主要原因

反复流产

复发性自然流产（RFL）是一种少见的现象，约有5%以下的女性经历2次连续流产，其中1%以下经历3次流产或更多。虽然近几年随着技术的进步可以通过诊断性医学仪器发现一些原因，但仍约有一半的流产现象无法解释（图2-3）。

医学检查过程包括基因筛查（染色体异常）、解剖结构（子宫畸形）、自身免疫问题（抗磷脂综合征）或激素分泌（较难控制的糖尿病或甲状腺疾病）。大多情况下，经过有目的的干预可以预防流产。例如，如果出现抗磷脂综合征，患者自身免疫力异常产生对磷脂的细胞膜抗体，可以服用小剂量的阿司匹林和抗凝剂（普通肝素）来改善。而像子宫纵隔一类的解剖结构异常（子宫被分为两个腔）可通过手术矫正来降低流产的风险（胎儿安全出生率达到83%）。

另外，还有一些不良的生活习性会引起反复流产，如过度肥胖、吸烟、酗酒、摄入咖啡因等，改变这些不良习惯就会提高胎儿的成活率。例如，过度肥胖的孕龄妇女在减重5%~10%（体内脂肪减少30%）后流产率从75%降低到25%。这些不良习性的改变同样适用于男性：精子DNA过度分裂和染色体解凝会导致受孕率降低、胚胎发育异常和自发性流产。

对于想要孩子的夫妻来说，反复流产会给他们带来巨大的压力。有研究显示，医学心理干预（细心关爱）会对因此类心理因素导致较难怀孕的夫妇具有明显的积极效果。

不孕不育症

不孕不育症通常被定义为夫妻婚后一年未采取避孕措施且正常性生活而无法怀孕的症状。据世界卫生组织（WHO）统计，估计有8 000万人患有不孕不育症或生育能力低下，尤其在西方国家较为普遍。例如，在加拿大，有10%~15%的夫妻患有不孕不育症，且这种异常现象在近10年呈稳定上升的趋势。有数据显示1984年夫妻患病的比率为5%，到1992年上升至8.5%，如今已经高达15%。

与大多数人想象的恰好相反，导致怀孕率急剧下降的原因并不只在女性：在全球范围内，因排卵功能障碍和骨盆异常（输卵管不通、子宫内膜异位等）导致不孕不育的女性为45%，而因男性因素而导致不孕不育的比率近似（图2-4），而另外10%的原因无法解释，但似乎是男女各承担一半的责任。

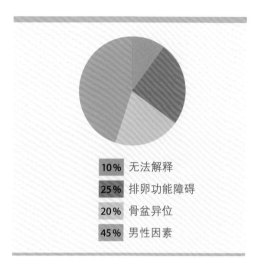

图2-4　导致不孕不育症的原因

性的改变有关，至少是部分原因。迄今至少有六大主要因素会不同程度地引起不孕不育。

怀孕的年龄

如上文所述，当一位女士想要成为母亲时会受到一系列社会和经济因素的影响而延迟。例如，从1982年至2006年间，30~34岁首次生育的女性比率从19%上升为32%，而35岁及以后首次生育的女性则增加4倍，从3%增值12%，这说明加拿大目前有一半以上的女性在30岁及以后开始生育，这个人数是1975年的2倍还要多（图2-5）。

虽然近几年不孕不育症数量的不断飙升仍是个谜，但其上升如此迅速的原因一定与我们居住的环境和人们生活习

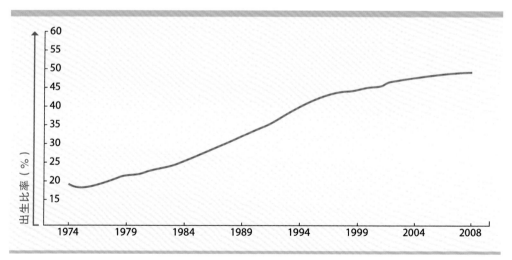

（来源：加拿大统计署，2011）

图2-5　加拿大30周岁以上女性生育的比率（1974—2008）

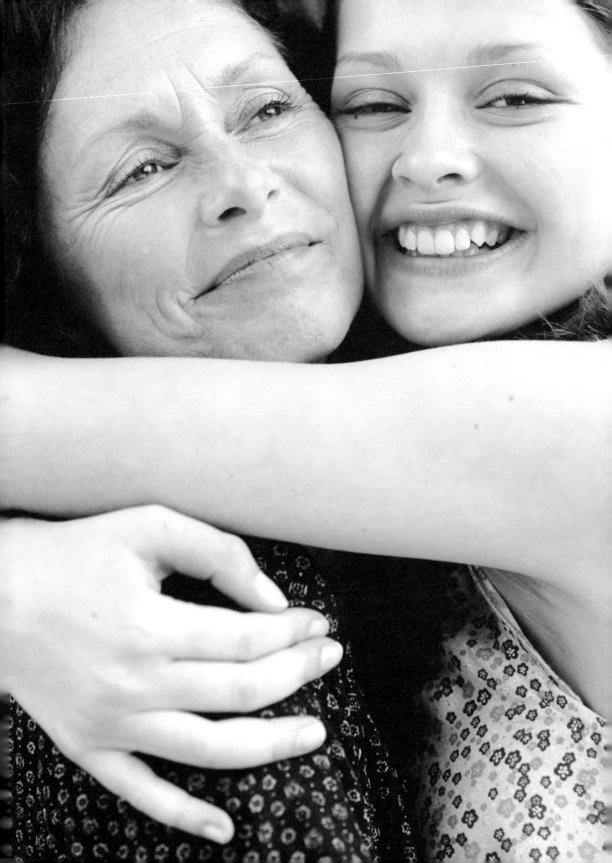

这些数据反映出我们社会的巨大变化，但我们必须谨记孕妇年龄越大，怀孕的难度就会大幅度增加。25岁女性在每个生理周期内怀孕的概率为25%，即使是在最容易受孕的阶段发生性交，到35岁为10%，至40岁仅为5%。根据自然规律，25岁的女性都可以在计划怀孕开始的一年内怀孕，而这一数据在35岁的女性身上下滑至75%，到40岁则为50%（图2-6）。因此，女性的生物钟并不

是个抽象的概念，而实际生理期可能比我们想象的结束更早。

高质量卵子供应量的下降是较大孕龄妇怀孕率下滑的主要因素之一，相比之下，男性自青春期后不断生产新的精子，而卵子的总量则在早期形成，即出生之前。女性大约在20周时可以提供600～700万颗卵子，但在出生时仅剩余100～200万颗卵子，且这一数据会随着年龄的增长持续减少。例如，30岁女性的卵巢储备功能只含有12%的卵子，到了40岁仅剩余3%的卵子（图2-7）。另一方面，如果剩余

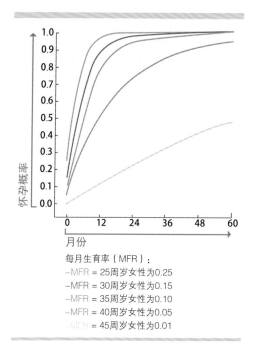

每月生育率（MFR）：
–MFR = 25周岁女性为0.25
–MFR = 30周岁女性为0.15
–MFR = 35周岁女性为0.10
–MFR = 40周岁女性为0.05
–MFR = 45周岁女性为0.01

（来源：英国国家医疗服务系统，2012）

图2-6 孕龄妇女每个月怀孕的概率

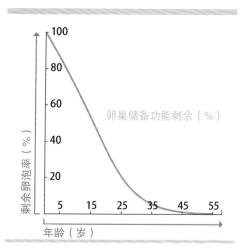

（来源：学术十分人，2010）

图2-7 卵巢储备功能随着
年龄的增长下降

的卵子数量在理论上能够充分满足怀孕的需要，那么生育率下降可能就与女性生理周期内卵子成熟过程中的变化和卵子质量低相关。

无论什么原因，30岁以下女性不孕不育症发生的概率小于10%，30岁上升至15%，35~40岁上升至22%，而40岁以后可能只有1/3的女性可以通过自然途径怀孕（图2-8）。

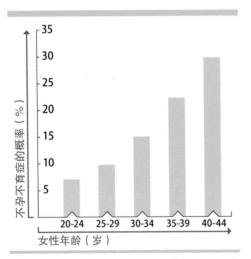

（来源：美国生殖医学协会，2003）

图2-8　怀孕年龄对不孕症的影响

虽然男性的生育能力受年龄影响较小，但事实上30岁后体内睾酮水平每年下降1%，会对精子的质量产生不良影响。近期许多调查显示，随着男性年龄

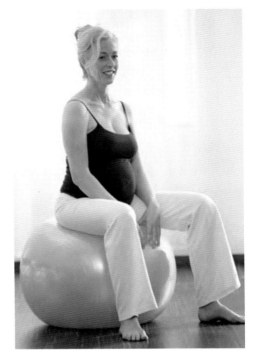

的增长，精子质量严重下滑，特别是基因物质的完整性，这会增加不孕不育和孩子畸形的风险。例如，40岁及以上的男性精子DNA基因突变的发生率为20岁时的3倍，且近期研究显示这种基因突变会导致产生某些神经问题的风险增大，如精神分裂症或自闭症障碍（图2-9）。

环境因素

现代工业发展带来的影响具有两面性，一方面提高了人们的生活水平，另一方面导致环境的恶化。在我们享受

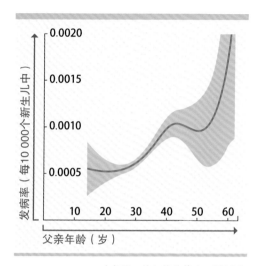

（来源：赫尔特曼等人，2011）

图2-9 男性年龄导致孩子患
有自闭症障碍

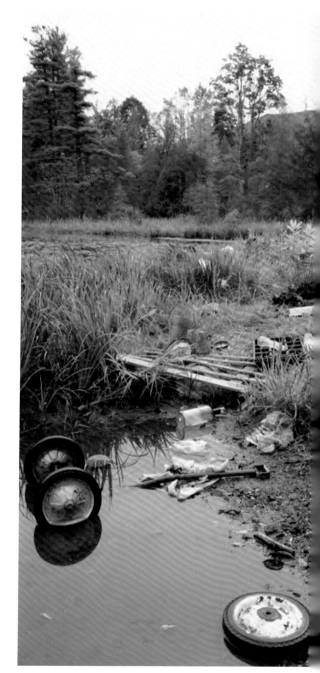

着前所未有的高质量舒适生活的同时，
我们的空气受到污染，全球气候变暖，
大量有毒化学物质排入我们的水和土壤
中。这些现象时刻提醒我们，社会进步
是以破坏我们赖以生存的地球环境为代
价的，而环境恶化为人类的健康带来一
系列问题。

　　人体接触一些化学物质不仅会影
响人体健康，而且会影响人类的生殖能
力。例如，2 000多年前《罗马书》记
载人体接触到铅会增加不孕不育和流产
的风险。现代环境具有类似的影响吗？
如何解释过去一个世纪中人类生育能力

的下降现象？我们迫切需要回答这个问题，因为人类生活的环境中大量化合物具有毒性，能够引起基因突变或致癌，且这些化合物的种类不断增加，迄今仍有10万种以上的化合物无法鉴定。

同样，一系列研究显示世界上一些地区的男性精子质量严重下滑。例如，经调查过去15年法国受调查的群体中18～70岁的男性精液中精子的平均密度下降约33%，平均每年下降2%（图2-10）。类似的问题也出现在加拿大、比利时、苏格兰和芬兰，但美国许多城市受调查的男性精子质量尚未出现较大变化，这说明环境因素对男性生育能力的破坏很可能仅限于当地。

另外一种影响生育的因素是被称为"内分泌干扰物质"的化合物，是一种能够干扰人体正常的激素功能系统从而对人体功能或子孙后代产生不良影响的分子。迄今为止，科学研究发现双酚A、邻苯二甲酸盐、乙二醇醚等工业产品物质会对人类生育能力产生负面影响（表2-1）。这些物质表面在某种程度上剥落，被人体吸收。例如，调查显示

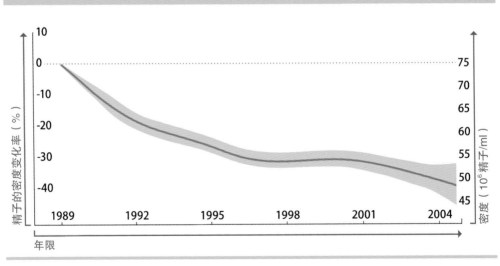

（来源：罗兰德等人，2012）

图2-10　1989—2004年法国男性精液中精子数量的下滑

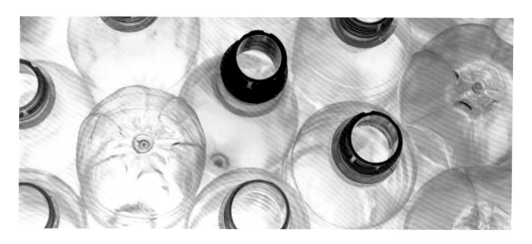

表2-1　内分泌干扰等级及其对生殖系统的影响

	主要来源	潜在影响
双酚A	塑料、树脂、瓶子、易拉罐、银汞合金	胎儿接触可能导致前列腺和子宫内膜发育异常
邻苯二甲酸盐	化妆品、家居用品、PVC、包装材料、玩具、食品包装袋、溶剂	降低精子质量
乙二醇醚	溶剂、液体挡风玻璃洗剂、除臭剂、古龙水、洗发剂	活跃精子减少月经周期遭到破坏
多溴化合物	阻燃剂（纺织品、电视、电脑）	隐睾症延迟怀孕
过氟化合物	去污剂、防水处理（服装、食品包装袋）、抗黏着剂、蜡、杀虫剂	精子细胞形态的改变不孕不育
对羟苯甲酸酯	食品防腐剂、化妆品、药品	精子质量下降

90%以上的加拿大人接触过双酚A，而这种物质能够在各种体液中被检测到，包括精液。更令人担忧的是，一些研究发现尿液中双酚A含量较高的男性更容

易出现精子密度小，从而导致精子质量低下的情况发生。

发生作用的机制比较容易理解，但是一些影响睾酮分泌和精子细胞生产及成熟过程的化学分子物较为抽象。近期研究表明这些毒性物质还使精子头部的DNA出现高度浓缩或分裂，降低怀孕的可能性。这种由活性氧衍生物引起的对基因物质攻击的有害物质被称为"自由基"（图2-11）。正常情况下，这些物质对精子功能来说非常重要，特别是为精子创造有利条件，使其具有穿过输卵管到达卵子的活跃能力。然而，当自由基过量，受到一些环境因素、不良生活习惯以及各类疾病的影响，这些活性分子就会引起氧化应激，进而破坏精子的结构。

产生过多自由基就是纯粹的毁坏：一方面，组成精子膜的不饱和脂肪酸对自由基的过量非常敏感，自由基的氧化会降低精子的活动和与卵子结合的能力。另一方面，自由基的放射性会对精子头部的DNA造成破坏，导致其断裂和染色体异常。近期研究表明80%以上的不育男性体内自由基呈上升水平，DNA

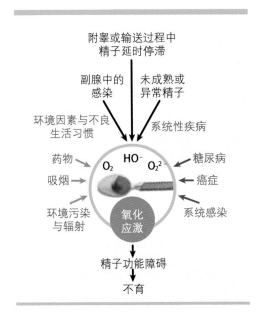

图2-11　自由基影响精子功能的主要来源

出现断裂。

到目前为止，虽然医学研究主要集中在内分泌干扰物质对男性生殖系统的影响，但也从未停止研究这些有毒物质对女性的影响。有研究显示，胎儿在生长发育过程中容易受到各种激素的影响，因此一些化学物质被怀疑可能扰乱女性的月经周期（如乙二醇醚），其中最严重的是己烯雌酚（1948—1976年用于处方合成激素，来降低流产的风险）。在全球，有200~800万名女性曾

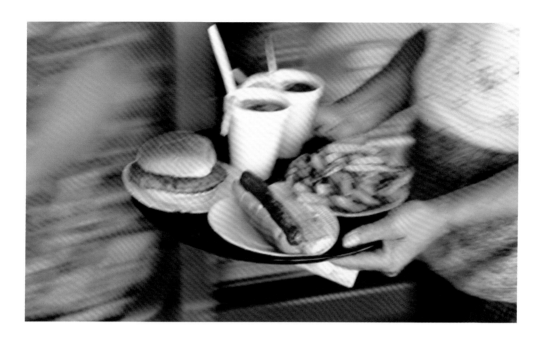

使用过该药物，之后发现他们的女儿女性生殖器官发育异常和患有阴道癌的风险增高，且这些女性的孙女罹患阴道癌的风险，以及其孙子罹患生殖道异常和尿道明显下裂（尿道口位于阴茎的下方，而不是末端）的风险也都会增大。其中最令人担忧的是内分泌干扰物，因为这会直接影响到胎儿，且对其产生的不利影响会延续几代人。虽然研究表明迄今为止，我们的环境中尚未出现如己烯雌酚这么严重的影响，但人们对这些有毒物质仍需采取谨遵预防的原则，提高警惕。

饮食习惯

除了环境对人类健康不断产生的影响，现代人的生活习惯也是主要变化之一，其中变化最大的是我们的饮食习惯。现代人类饮食习惯变化如此之大，以至于我们的祖父母辈根本无法认出今天超市货架上的食品。这些变化中有些是有益的，可以使我们在享受新食品的同时更好地了解各种饮食文化，但当这些"新"事物加工过度并采用次品原料生产，就会对人类健康带来严重的负面影响。近几十年以来，大量所含人体必需的营养素降低，却加入过量的不良脂

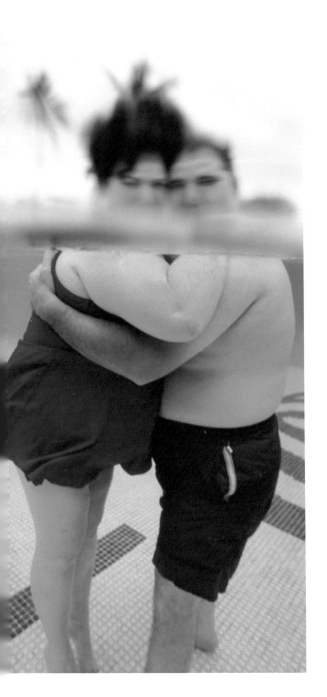

肪、糖和精细面粉的加工食品在超市售卖，导致我们的饮食习惯发生前所未有的巨大变化，特别是青少年和青年人。这种饮食习惯对我们的健康有害，不仅其中的热量高引起过度肥胖，而且抗氧化物、Omega-3脂肪酸、纤维以及人体功能必不可少的其他营养物质严重缺乏，很可能提高人体患上各种慢性疾病（如心脏病、癌症、糖尿病、甚至是神经性病变）的风险。有研究显示，工业化程度越高的国家，人们的饮食习惯越会影响人的生育能力。

肥胖对健康的影响

饮食习惯改变带来的一个立竿见影的结果就是肥胖人群越来越大，仅在过去25年，育龄妇女肥胖的人数已经从30%升高至52%，而过度肥胖人数从4%升高至21%。一个严峻的形势就是多余的脂肪具有避孕效果：因为脂肪组织会分泌大量的雌激素，进而扰乱女性卵巢的激素分泌，最终导致怀孕率降低。另外，有研究显示过度肥胖﹝被定义为人体体重指数（BMI）＞30﹞，患上不孕不育的风险就会提高3倍，遭遇流产的风险会更大，而且会降低医学辅助生殖技术的成功率。而整个人类历史上，我们的生育之神——沃罗多夫的维纳斯，都被塑造成一位健硕的妇女，这一点非常具有讽刺意味。

过度肥胖的女性在产生胰岛素抗体方面具有较高的风险，导致2型糖尿病，之后发展为代谢综合征（高血压、高血脂、糖尿病综合征）。人体一旦出现代谢障碍和激素紊乱就会引起严重的炎症性疾病，血糖过高会破坏卵巢功能进而引起月经偏少（或月经不规律）甚至是闭经（月经周期结束）。

不孕不育症与体重过胖有关并不是说较难怀孕的女性必须尽力减肥。太小的体重指数（BMI＜19）也会引起卵巢功能障碍（缺乏FSH和LH），从而加大患上不孕不育症的风险。因此，保持正常的体重，BMI维持在23~25是较为合理的状态，这样患上此类慢性疾病的风险会大大降低。

不仅仅是女性，男性肥胖也会导致不育症，肥胖男性体内脂肪细胞中的一种活性酶（芳香酶）会将睾酮转换为雌激素，雌激素的增加会对下丘脑-脑垂体-睾丸轴产生抑制作用，降低睾酮的分泌，抑制精子的形成。如果患有2型糖尿病，过度肥胖对人类生育能力的不良影响就会更加严重，因为高血糖对人体血管造成破坏，容易患上勃起功能障碍和逆行射精。所以近期研究建议：通过使用胰岛素活化剂（如二甲双胍）将血糖维持在正常水平，可能会提高肥胖男性的精子质量。

饮食类型

不良饮食习惯除了对人们的体重造成影响之外，还对生育能力产生明显的影响，但食物中不同成分的影响程度尚不明确。对女性而言，我们知道如果饮用过多咖啡（每天5杯或以上）怀孕能力就会下降50%；因此建议每人每天咖啡因的摄入量在250mg以下（即1~2杯咖啡）。一项对20~45岁女性的调查显示，具有地中海式饮食习惯（表现为多食用水果、蔬菜、鱼和全谷物食品）的女性患有怀孕问题的概率降低约50%。另外，一些营养也能增强人类的生殖功能：定量食用Omega-3脂肪酸（鲑鱼和沙丁鱼中含量较高）能够保养大龄女性的卵巢储备功能，改善卵子的质量。

在古希腊，亚里士多德（Aristotle，公元前384—322年）认为"精子源于营养物质，也就是血液在最佳温度条件下与其他物质高度融合而产生的。"[1]实际精子的形成要复杂得多（并非那么诗意），但饮食习惯在精子的形成过程中的确起到重要作用。就这一点来讲，我们食用的脂肪就非常关键了，因为我们身体摄入的营养通过新陈代谢形成精子外面的膜，确保精子最重要的两个功能——完整性和活动性。在所有的脂肪中，Omega-3脂肪酸是最重要的一种，因为不仅是精子的外膜，而且人体几乎每个器官细胞中都含有较高比例的Omega-3脂肪酸（大脑皮质中含量也很高，图2-12），并且这种脂肪对帮助精子穿过卵子透明带的顶体形成也非常重要。另外，一些研究显示，定量食用含有Omega-3脂肪酸的食物（核桃、亚麻籽油、多脂鱼）能够有效改善精子形成过程中的一些重要参数（如存活能

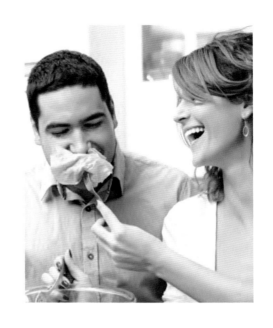

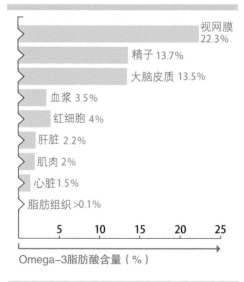

图2-12 人体各种器官内Omega-3脂肪酸的含量

---

[1] J.B. Salmon, L.Foxhall（1998），思考男性：古典传统中男子的阳刚之气与自我表现，劳特里奇（Routledge出版社），P158.

力、活动性、组织结构），从而降低染色体变异的风险。相反，近期调查显示经常食用含有饱和脂肪酸和反式脂肪酸食物（如土豆片、蛋糕、油炸食品）的男性产生的精子质量低、数量少、游动能力差。

因此，想要宝宝的夫妻应注意健康饮食，这不仅有助于您怀孕，而且有利于身体健康。健康的饮食习惯同样有利于采取医学辅助生殖技术帮助的夫妇。例如，食用大量的饱和脂肪酸食物（如肉、奶制品、加工食品）会降低卵子的质量，影响体外受精的成功；相反，食用单一不饱和脂肪酸食物（如橄榄油、鳄梨、核桃）的女性，胚胎移植入体内后的成活率是前者的3倍。除了上述脂肪以外，人体摄入的碳水化合物也会影响怀孕，因为它有利于稳定血糖水平，避免人体分泌过多的胰岛素扰乱卵子的发育。在全谷物、豆类、水果和蔬菜中含有各种复杂的糖，能够被肠慢慢吸收，其糖分比单一碳水化合物（如面包、土豆泥、软饮料）含量低得多，而且这些食物所含的纤维、维生素矿物质较高。

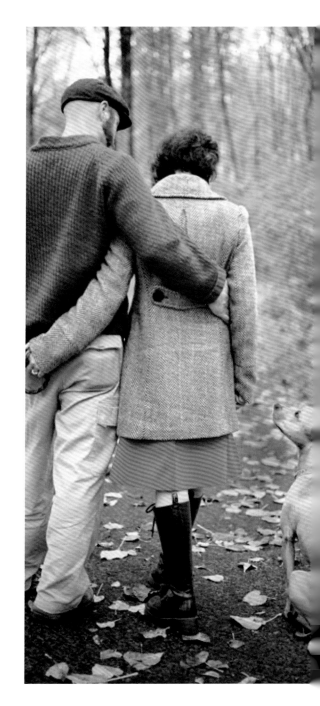

身体活动：注意运动……记得不要过量哦！

当我们大多数人久坐不动时，通常会忘记有规律的运动不仅有利于保持良好的体型，而且有利于预防一些疾病。从怀孕的角度讲，运动可以使肌肉对胰岛素的反应更为敏感，有利于血糖的控制，避免胰岛素指数上升对卵巢功能产生不利影响。但是，对于生育困难或采取辅助生殖手段的妇女则不需要进行健身运动，因为这会破坏大脑与卵子之间的激素平衡，扰乱卵子功能。采取一种活跃的生活方式，将你平时花在看电视上的时间用来散步、骑自行车、滑冰、购物或家务上，这些最简单的运动，既可以享受运动的快乐又可以提高怀孕的概率……助您准备着迎接宝宝的到来。

香烟——精神活性物质

众所周知，吸烟会给身体带来肺癌和心脏病等致命的风险，同时也是影响人类生殖功能的主要生活方式因素，香烟中所含的尼古丁、焦油及各种化学物质对女性的生殖系统功能造成不利影

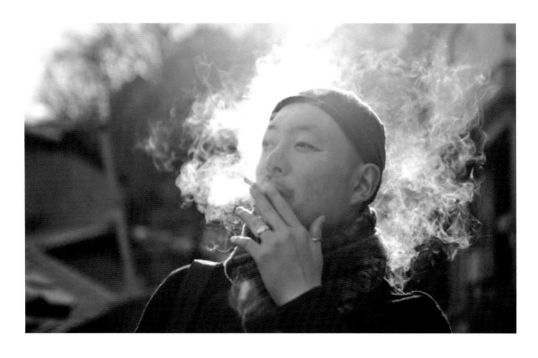

响：增加宫外孕的风险、加速卵泡消失（输卵管不通）、卵子周围的透明区域退化、接受胚胎的子宫内膜质量下降、雌激素水平下降、卵子的物质衰退等。吸烟会导致过早绝经（吸烟的妇女比不吸烟的妇女平均提前1～4年绝经），反复流产，不孕不育的风险大大增加（60%）；吸烟的妇女接受医学辅助手段怀孕成功的概率远远低于不吸烟的妇女，并且吸烟的妇女怀孕困难。因此想要提高怀孕概率首先要做到是戒烟。

香烟对男性生殖系统的负面影响表现较为明显：吸烟者精子产量较小（精少症），他们精子的DNA更容易遭到破坏，其吸烟摄入的化学物质导致精液中的自由基过量。香烟产生的苯并芘等毒性物质会直接影响基因物质，这种影响能够直接通过对精子细胞的检验来检测，必定引起DNA断裂。更严重的是，有研究显示这种情况下基因物质的退化会直接遗传给孩子，因此可能增加孩子产生DNA突变的风险。因此，有文件记载孕妇吸烟对胎儿会产生不利影响，怀孕前男性吸烟会影响宝宝的健康。

除了香烟外，吸食"消遣性"毒品也会大大降低男性的生育能力，如酒精，特别是酗酒（每天5杯以上）会对睾丸支持细胞的功能产生不利影响（包括精子的成熟），还会影响生殖功能所需的LH和FSH水平。吸食大麻会导致活跃精子的数量下滑，并且这种影响会持续很长一段时间。近期研究数据显示，定量吸食大麻者患上睾丸癌的风险是普通人的2倍，尤其是年轻男性的生育功能会受到严重影响。另外，吸食可卡因、摇头丸或海洛因对男性的精子产生更大的影响，尤其是对精子的形态结构。所以，吸食此类毒品是非常危险的习惯，无论是对于生殖能力还是身体健康，并且会影响孩子的成长环境，无法帮助孩子挖掘他们的潜力。

职业因素

从事接触毒性物质的工作或工作时盆腔周围环境过热的职业也会造成女性不孕。例如，每天处理含有大量油和溶剂（化工、油漆工、上釉人员、摄影师、丝网印刷师）等内分泌干扰物质的人更容易接触到这些有害物质，应提高警惕。另外，一些不良的生活习惯也会

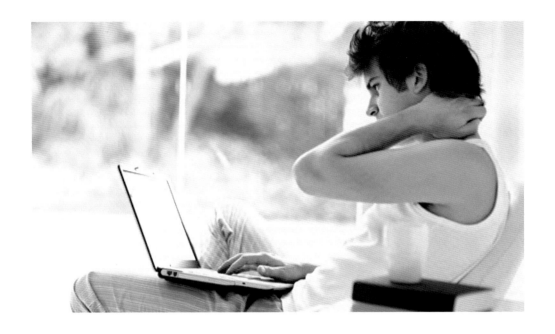

导致不孕不育：如男性穿的外衣和内衣太紧会导致精子的活跃度不高，因为穿衣太紧会导致睾丸内温度过高。同样，长时间使用通过无线网络（Wi-Fi）连接的笔记本电脑的男性产生的活跃精子量锐减，且DNA容易遭到破坏，表现较为明显的是如果经常将电脑放在生殖器周围，这种超低频率的电磁波会在睾丸周围形成自由基，从而破坏精子的结构和功能。

总之，夫妻的一些不良生活习惯会不同程度地影响其生殖健康，提高患上不孕不育的风险。在大多数情况下，怀孕困难的夫妇首先应通过养成良好的生活习惯、保养好生殖系统的功能、减少毒性物质的影响，来提高怀孕的概率。尽管如此，怀孕困难也常常是因为男性或女性生殖系统的生理障碍，这就需要通过医学手段干预来解决。下一章我们将会了解生殖医学的进步对男女不孕不育症的治疗起到关键作用。

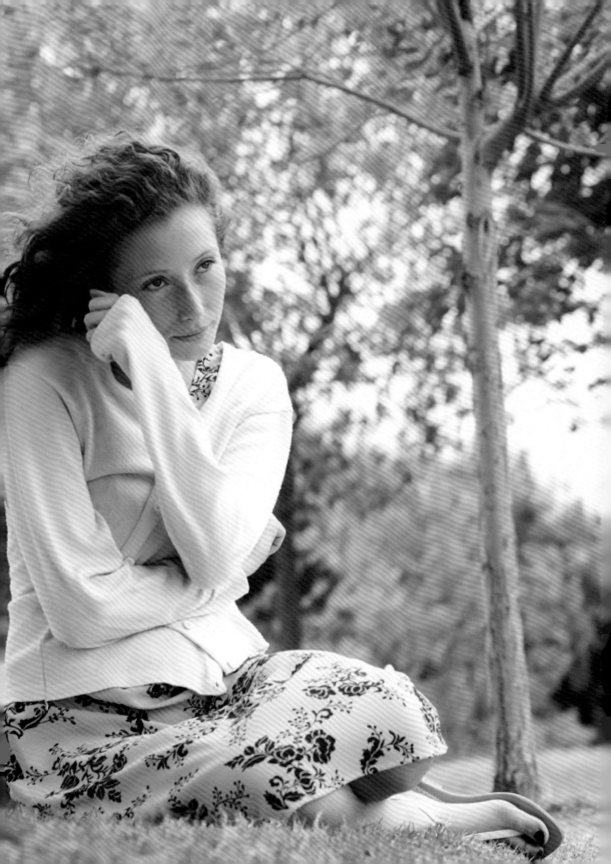

第三章

女性不孕症

我徘徊在幸福的边缘，而那些幸福却不属于我，且是我无法触及的。

埃克托尔·德·圣-德尼·加尔诺

（Hector De Saint-Denys Garneau，1912—1943）

过去人们总是把怀孕失败归结为女性生理因素，将原因归为女性子宫过寒或过热导致精子耗尽或"窒息"，认为这是上帝对人不够强大的惩罚或是女性身体结构缺陷。对女性不孕的责备令女性没有任何借口。对女性身体内部结构缺乏认识当然无法帮助人们找出更加合理的原因。例如，人们一直认为子宫与消化系统直接相通，所以只要在女性的阴道中放置大蒜瓣就能诊断是否患有不孕症。如果通过女性的呼吸可以闻到大蒜的味道，就证明她可以生育。更糟糕的是，不怀孕的女性受到歧视，被认为

没有能力完成自己的使命。幸运的是如今许多国家已经改变了这种看法，但即使在今天，人们也常常把不孕的罪名加诸于女性，使女性因无法传宗接代而在心理上有一种罪恶感。

然而，我们对未来必须乐观：女性不孕症是一个逐渐被大众了解的医学问题，随着现代生殖医学的大幅进步，大多情况下是能够治愈的。

女性不孕症调查

由于担心诊断结果和害怕可能需要

47

接受一些疼痛的检查项目，女性刚开始接受不孕症检查过程时总会感到不安，这种压力是很正常的，可以通过让患者充分了解基本的检查过程和引起不孕症主要病因的诊断性检查项目来缓解。

女性不孕症是一种非常复杂的疾病，影响因素包括人体的激素和解剖结构。如果在正常的时间范围内无法怀孕，医学上首先会考虑检测与卵子相关的激素的分泌情况（在排卵前检测），其次是排卵功能障碍（排卵前原因）、或是盆腔因素、输卵管不通或子宫内膜异位（排卵后原因）。一般来说，这一系列检查程序中排卵障碍是首先要检测的，之后会对盆腔、输卵管或子宫等排卵后的因素进行更加详细的检查。

女性排卵功能评估

医学检查的第一步是确定怀孕困难是否因排卵问题引起，大多数情况下此类问题可以通过一次或几次检查快速查出问题。

月经史

排卵正常的大多数女性月经周期规律，可预测周期为25~35天，在一定范围内的偏离属于正常，且可能每次月经周期稍有不同，但如果一年只出现4~9次，且每2次间隔周期＞35天（月经过少），或3~6个月甚至不见（无月经），那么身体就会停止排卵，需要立即就诊采取促排卵治疗。另一方面，即使月经周期正常，也有可能出现轻微的排卵功能障碍。也就是说，规律的月经周期（25~35天）通常被当作正常排卵的标志。

基础体温

另一种简单评估女性排卵功能的方法是在安静状态下测量口腔体温。早上未起床前测量较好，虽然这并不绝对可靠（例如对于熬夜加班的女性就不适用），但月经周期的卵泡和黄体阶段仍可根据各个阶段不同的体温指标确定。尽管人体温度每天都会变化，但女性身体排卵时孕酮增加导致体温上升（0.3~0.6℃），这在双相图上看得很清楚（见图1-5）。这一图形表明，在人体

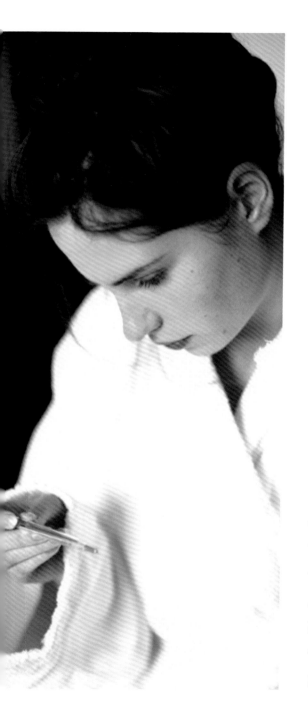

温度稳定上升前体温最低的那一天很有可能就是开始排卵的前后4天，也是最容易受孕的时间，当温度自由波动但无明显变化时，说明身体不会发生排卵。

虽然简单，但体温仍然能反映人体排卵发生轻微的障碍。例如，体温上升时间短于10天标志着黄体阶段太短，这是由排卵后孕酮分泌异常引起的，在这种情况下，子宫内膜在输卵管内的卵子成熟或尚未进入子宫之前破裂（子宫内膜与受精卵发育不同步），导致无法着床。如果经过更加准确的检测，黄体阶段的这一问题通常源于卵泡发育不良和黄体素出现异常。此类问题一般可通过注入诱导剂刺激排卵来治疗。

激素因素

女性的下丘脑–脑垂体–卵巢轴分泌不同量的各种激素（见图1–1），是能够客观反映身体排卵功能的重要因素。例如，排卵后女性血液内的黄体酮大幅上升，那么在黄体酮中段（排卵和下一次月经周期之间）检测其血液中的激素含量是一种确定排卵日期简单而又可靠的方法。在检测中，一般月经周期为28

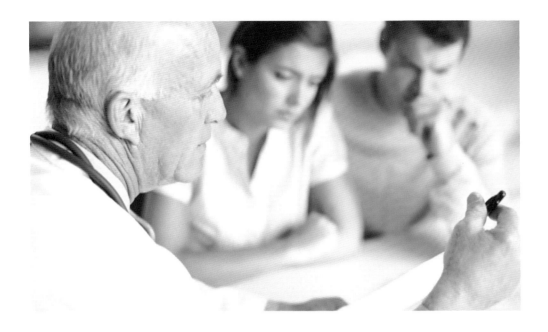

天的女性在第19~23天时体内孕酮高出10nmol/L（3ng/ml）时（或大约在预测的月经周期前7天，因月经周期长短而异）可以确定为排卵期。

激素水平检测对仔细研究排卵功能障碍的潜在因素非常有用，下文中将会详细说明如何通过检测人体促性腺激素（FSH、LH）、类固醇（雌激素、雄激素）、催乳激素（泌乳激素）和甲状腺素，准确找出不正常排卵的原因和选择正确的治疗手段。小型卵泡中的抗苗勒管激素（AMH）（在形成囊泡之前或早期）水平有时可用作评估卵巢中储存

的卵子，预测使用促排卵诱导剂后的反应。另外，也可通过检测体内其他激素水平，如孕酮，17-羟孕酮和肾上腺脱氢表雄酮硫酸盐（DHEAS）确定排卵异常的原因。

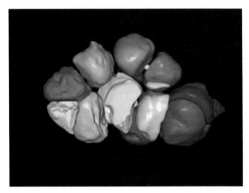

↗卵泡的三维图像

超声波检查

通过阴道超声波可测量女性卵巢体积的大小（约6.5ml）和卵泡的数量，也可以看到小型囊状结构中的卵子，这与声呐的原理是相同的：利用专用探头伸入阴道，通过测量附近器官的声音频率来绘制声波图像。在女性生理周期伊始，每10mm可测到5~7个卵泡；在正常排卵阶段，其中一个卵泡发育至20~25mm，表面看起来像个"气泡"，经检测这一优势卵泡消失表示卵子已经排出。

卵巢超声波一般主要用作以下用途：①通过卵巢中早期卵泡计数间接确定高质量卵子的数量；②通过注入诱导剂检测卵泡的发育情况，尤其是在接受医学辅助生殖手段治疗期间。

引起排卵功能障碍的原因

找出排卵异常的原因非常重要，因为只有找出问题所在才能确定合适的治疗方法。根据世界卫生组织的调查，目前至少有三种主要因素导致排卵障碍（也可能加上第四种：高泌乳素血症引起的不排卵），每种因素都有各自的特点，导致的原因也各有不同，包括激素分泌（表3-1）。

原因一：下丘脑-脑垂体功能不健全

在10%的闭经病例中，大多数障碍是由于下丘脑和脑垂体之间无法交流。"指令中心"控制着与排卵相关的激素的分泌，当这一中心无法交流，促性腺激素（FSH、LH）的分泌就会受到严重影响，进而影响卵泡的正常发育和成熟，导致血液中的孕酮激素水平大幅下降，甚至接近停经的水平。因此，身体就停止排卵，子宫内膜的发育也受到影响，甚至出现绝经（闭经）。在临床实践中，下丘脑-脑垂体功能不健全导致的体内雌激素过少可通过黄体酮（甲孕酮）进行调节；停药后10~14天内如果仍无出血现象，说明该患者体内雌激素水平过低，子宫内膜无法正常发育。下丘脑-脑垂体功能不健全是因大脑病理学引起的激素失调导致的，但也可能源于某种极端的行为，如厌食症或过度的体能运动。

表3-1 世界卫生组织对排卵性功能障碍的级别划分

分类	I	IIa	IIb
	10%	80%	
	下丘脑–脑垂体功能不健全（促性腺激素分泌不足、性腺功能减退）	下丘脑功能异常	多囊卵巢综合征
临床症状	闭经	月经过少或闭经	月经过少或闭经、多毛症、痤疮
撤退性出血–服用黄体酮后	–	+	+
FSH	N或↘	N	N
LH	N或↘	N	N或↗
雌二醇	↘	N	N或↗
雄激素（睾酮、DHEAS）	N或↘	N	N或↗
卵巢储备功能（过早的卵泡数量）	可变	N	≥12个卵泡/卵子（2~9 mm）
普遍原由	先天性 厌食症 脑部肿瘤和渗透性伤害 异常蝶鞍综合征 放射疗法 卡尔曼及其他遗传基因 瘦素缺乏	体重下降过快 压力 剧烈体能运动 甲状腺功能亢进 过度肥胖 脂泻病	胰岛素抗性

N=正常 ↗上升 ↘下降

（续表）

分类	III	高泌乳素血症 排卵停止
	5%	5%
	排卵障碍 促性腺激素分泌过多 性腺功能减退（过早停经）	高泌乳素血症
临床症状	闭经	月经过少或闭经
撤退性出血－服用黄体酮后	－	－/+
FSH	↗	N
LH	↗	N
雌二醇	↘	N或↘
雄激素（睾酮、DHEAS）	↘	N
卵巢储备功能（过早的卵泡数量）	↘	N
普遍原因	遗传（X染色体断裂、特纳综合征） 自身免疫（性卵巢综合征） 易传染 医源性（化学疗法/放射疗法）	脑垂体受肿瘤压迫影响泌乳素分泌 压力 甲减（甲状腺功能减退症） 下丘脑肿瘤 药物治疗
	N=正常　↗=上升　↘=下降	

原因二：下丘脑功能异常（或无优势卵泡形成）和多囊性卵巢综合征

在大多数的（80%）此类患者中，其脑垂体促性腺激素分泌正常，但其脉动指数或分泌频率异常。正常情况下人体血液中的激素水平（雌性激素）足以维持正常的月经周期，停止使用一种孕酮（如甲羟孕酮）时出现撤退性出血可以证明这一点。因此，此类问题没有小丘脑-脑垂体功能不健全那么严重，但也会出现表面正常却不排卵或排卵延迟的情况；患者甚至出现月经周期过长（>35天）或绝经的情况，因为影响卵子成熟出现异常的原因很多。

下丘脑功能异常

虽然此类病情与原因一的情况相比一般较轻，但下丘脑-脑垂体轴功能异常可能导致排卵障碍，这可能与患者的一些生活习惯有关，如压力过大、体重下降或上升，甚至是持续的剧烈运动也会对GnRH和促性腺激素的分泌造成不良影响。

多囊性卵巢综合征（PCOS）

多囊性卵巢综合征首次于1935年发现，至少表现为以下两种症状：

• 月经不规律、少经、绝经（月经过少），通常一年只有6~9次周期（>35天）。

• 雄性激素水平过高（雄激素过多症的生理特征）及/或胡须或体毛重（妇女多毛症），或面部或身体出现痤疮（雄激素过多症的临床特征）。

• 每个排卵期经超声波检查有12个或以上的卵泡，卵巢外测量直径2~9mm，呈珍珠项链或念珠状排列，每个腔内都有小型未成熟的卵泡，导致卵子的发育和排出速度迟缓。

其他一些病因也应排除（先天性肾上腺增生、库欣病、雄性激素分泌肿瘤等）。

虽然多囊卵巢综合征非常普遍（排卵性障碍中约有2/3由此引起），但其成因非常复杂，涉及身体各个组织的多种激素失衡。除了与FSH相关的脑垂体分泌的LH增加而引起卵巢分泌雄性激素过量以外，多囊卵巢综合征还与人体代谢异常有关，如胰岛素耐

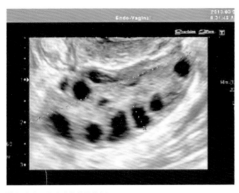

↗ 超声波下的多囊卵巢综合征

受性，特别是在患者过度肥胖的情况下。这一因素在多囊卵巢综合征病原中非常重要，因为卵子中上升的雄性激素水平影响到卵子的成熟和孕酮的分泌，太多的雄性激素（多毛症和痤疮）会对人体产生负面影响。对此症状的治疗目标是提高身体的胰岛素敏感性（如二甲双胍），恢复患者的卵巢周期，提高怀孕的概率。

原因三：卵巢功能不健全

卵巢功能不健全，也被称为"过早停经"，这种情况下人体不再分泌雌性激素，也不再生产成熟的卵子。临床上通过持续监测促性腺激素（FSH、LH）来确诊卵巢功能是否健全，因为脑垂体需要通过分泌另一种激素刺激雌性激素

的合成来弥补雌性激素水平。当女性体内雌性激素过低，其卵巢储备功能急速下滑，即使服用孕酮后仍引起停经（撤退性出血仍未出现）。一些遗传性障碍（如X染色体断裂、生殖腺发育不良等）和免疫力障碍可通过医学手段（放射疗法、化学疗法）或手术对由此引起的卵巢功能障碍进行治疗，但是大多数情况下这些问题的准确原因仍是个谜。约有6%的过早停经的患者与FMR1基因突变导致的X染色体断裂有关。如果患者家族有这种病史（过早停经、月经推迟、震颤），就需要进行分子检测，家里的其他女性成员（如姐妹）也应做此项筛查（FMR1基因突变）。一旦确定染色体组型，尤其是35岁以下的女性还需要排除其他遗传因素。不幸的是，至今医学界对过早停经尚无有效的治疗药物，虽然建议患者可使用脱羟表雄酮（DHEA）等药物进行调节，但这种药物会对人体产生严重的负面影响，而且其疗效也未得到证实。这种药物只能在实验情况下使用。因此，在目前的医学水平下患有这种疾病的女性，必须考虑采取领养孩子或通过医学辅助手段借助

捐赠的卵子的方式来实现做母亲的梦想。另外，除了不孕问题，患有这种疾病的女性必须接受精准的激素治疗，以降低因体内过早缺乏雌激素而患上骨质疏松症和心脏病的风险。

甲状腺失调

评估其甲状腺功能也是一种确定女性排卵停止原因比较有效的线索之一，特别是家族患有甲状腺失调病史的女性。除了对人体的新陈代谢产生重要影响，甲状腺还会直接影响女性卵巢功能。如果甲状腺功能导致激素分泌缺陷，那么通常会增加患上不孕和流产的风险，因此患有甲状腺疾病的女性可以通过服用激素药物快速提高怀孕的概率。

高泌乳素血症

泌乳激素是指新生儿出生后吮吸母亲的乳头时刺激乳腺分泌的一种特殊的激素，除了遗传的生理机制外，与所有的哺乳类动物相同，新生儿吮吸乳头（每天6~8次）会提高泌乳激素，抑制卵巢功能，暂停排卵。而这种自然的避

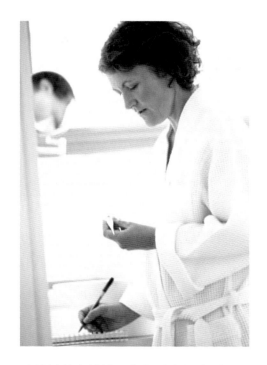

孕效果的有效性和期限对女性来说是不同的，一般情况下哺乳期的前6个月被认为是安全期。

除了哺乳外，还有其他药物用来提高血液内的泌乳激素水平，停止排卵。在下丘脑-脑垂体区域如果出现肿瘤，尤其是泌乳素腺瘤，通常会导致高泌乳素血症，但幸运的是大多数这种肿瘤被证实是良性的，且可通过药物（溴麦角环肽、卡麦角林）治疗降低泌乳素的分泌，促使身体快速排卵，迅速恢复怀孕功能。

排卵功能障碍的治疗

治疗停止排卵是为了恢复"排卵轴"，将与大脑（下丘脑-脑垂体）和卵巢相关的激素水平恢复正常。迄今为止有五种方法来改善此类激素机制（图3-1）：①抗雌激素类药物，如氯米芬或他莫昔芬；②芳香化酶抑制剂（如来曲唑）；③通过改善人体的新陈代谢提高卵巢对促性腺激素的反应（二甲双胍、减肥）；④注射一种或组合的促性腺激素；⑤通过GnRH刺激促性腺激素的分泌。

以上这些疗法首先考虑根据各种激素失调引起的排卵障碍（表3-2），但是即使是患者的激素表现类似，治疗方法也可能大不相同，且必须考虑替代疗法。在任何情况下，医生考虑的是通过调节达到平衡，使相关的激素水平足以刺激卵巢恢复怀孕功能，尽量降低负面影响。

抗雌激素类

考虑到雌激素在卵泡成熟的过程中所起的重要作用，利用药物来减弱促排卵作用看上去有些自相矛盾，但是，我们要记得下丘脑-脑垂体-卵巢轴就像是一个激素内部调整系统，最终的产品（雌激素）控制着激素的分泌（下丘脑）。当出现负反馈，系统就会自动调节防止失控或分泌过多雌激素，有时候可能妨碍性腺激素的分泌出现高峰而不利于排卵。为了防止这种抑制影响，需要通过抗雌激素刺激大脑认为体内的雌激素水平不足，需要分泌更多的FSH和LH来补充。

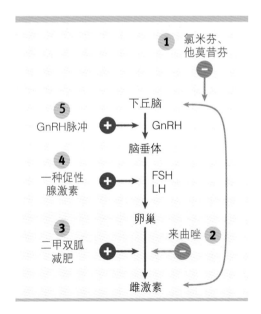

图3-1　排卵障碍的治疗方法

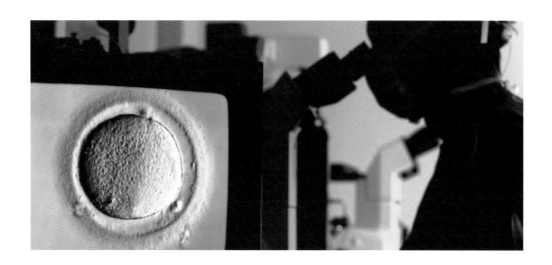

表3-2　刺激卵巢功能的各种疗法

排卵停止的原因	患者症状	可能的治疗方法
下丘脑功能障碍	正常的激素水平	氯米芬 来曲唑 他莫昔芬
多囊卵巢综合征（PCOS）	体重正常	氯米芬 来曲唑 他莫昔芬
	肥胖或过度肥胖	减肥 二甲双胍 氯米芬/他莫昔芬/来曲唑
	氯米芬抑制剂	二甲双胍+氯米芬 来曲唑±二甲双胍 促性腺激素
下丘脑–脑垂体功能不健全	氯米芬抑制剂 （撤退性出血）	GnRH脉冲 促性腺激素

检查：β hCG，FSH，LH，泌乳激素，TSH，盆腔超声波（卵巢储备功能）± DHEAS，睾酮，AMH，17-羟孕酮

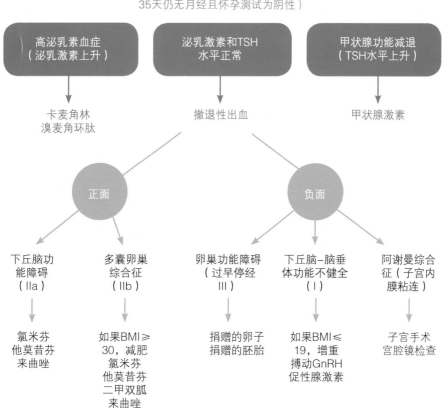

在使用甲羟孕酮后检查撤退性出血情况（如果到第35天仍无月经且怀孕测试为阴性）

高泌乳素血症（泌乳激素上升）

泌乳激素和TSH水平正常

甲状腺功能减退（TSH水平上升）

卡麦角林
溴麦角环肽

撤退性出血

甲状腺激素

正面

负面

下丘脑功能障碍（IIa）

多囊卵巢综合征（IIb）

卵巢功能障碍（过早停经III）

下丘脑–脑垂体功能不健全（I）

阿谢曼综合征（子宫内膜粘连）

氯米芬
他莫昔芬
来曲唑

如果BMI≥30，减肥
氯米芬
他莫昔芬
二甲双胍
来曲唑

捐赠的卵子
捐赠的胚胎

如果BMI≤19，增重
搏动GnRH
促性腺激素

子宫手术
宫腔镜检查

图3-2　慢性无排卵症（月经过少/停经）

氯米芬

枸橼酸氯米芬是一种常用于调节与女性排卵相关的激素分泌有效药物，多囊性卵巢综合征患者在服用黄体酮后仍无有效的撤退性出血（IIa/IIb类不排卵）时也可使用。大多数情况下，这种药物非常有效，促排卵成功率为60%~80%，每个周期内促怀孕概率从

15%提高至25%。患者连续5天服用氯米芬，一般从月经周期的第3天开始服用。对于月经周期不规律（月经过少或停经）的女性，经怀孕检测为阴性后开始服药，调节体内孕酮以便开始治疗。虽然氯米芬非常有效，但毕竟属于药物，会产生副作用（短暂的头晕、恶心、潮红、视力模糊、过敏性经前综合征，较长的影响是可能出现多卵现象），因此在使用时是要谨慎。鉴于上述原因，氯米芬一次处方只能服用3~6个月，如果无效需要继续服用则需重新评估。

另一种抗雌激素药他莫昔芬与氯米芬有着类似的疗效，用于促排卵，成功率也较高。

芳香化酶抑制剂
来曲唑

近年来，来曲唑不仅成功用于防治乳腺癌复发，还可用于促排卵（Ⅱa/Ⅱb类排卵停止），是氯米芬的替代药物。在一些国家，来曲唑常用于促排卵，因为其成功率高，与氯米芬类似，且副作用较小，但加拿大卫生组织尚未允许将该药用于促排卵处方，是否用于替代氯米芬则取决于医生。另外，其他的芳香化酶抑制剂也用于促排卵，但却不如来曲唑受欢迎。

新陈代谢变化

人体的所有生理机制都是为了维持我们的身体健康，能否怀孕受到人体内新陈代谢条件的影响，其中最重要的一项参数"胰岛素抵抗"，可能会受到胰腺分泌的胰岛素影响，血糖升高导致孕育能力下降。人体中胰岛素和血糖过高通常会导致患者出现多囊卵巢综合征，尤其是过于肥胖的患者。

人体胰岛素增高会影响卵泡的成熟，女性经常受到这一问题的困扰。想要提高怀孕概率的第一步是通过改善饮食习惯和适量运动减重5%~10%。如果这些干预达不到预期效果，需要服用二甲双胍治疗，在降低血糖的同时减少胰岛素抵抗。另外，二甲双胍还可与氯米芬或来曲唑一起服用，因为两者共同作用有时会对促排卵产生积极的效果。

GnRH和促性腺激素

GnRH可用于治疗因下丘脑功能不

健全导致的排卵停止（Ⅰ类），主要通过GnRH脉冲刺激脑垂体分泌促性腺激素，治疗效果比较明显。患者用药后75%~95%开始排卵，每个周期的怀孕率达到26%~45%。

单一或组合促性腺激素也可用于因下丘脑或脑垂体功能不健全引起的排卵停止（Ⅰ类）的治疗。如果口服这些药物（氯米芬、他莫昔芬、来曲唑、二甲双胍）无法达到预期效果，也可用于Ⅱ类排卵停止的治疗，但这种疗法需要定期接受超声波检查以确定用药后产生的卵子及其发育情况。

上述这些方法都是治疗卵巢功能障碍的重要手段，已有成千上万的不孕症患者通过这些方法实现了他们的梦想，但对于想要通过这些方法提高怀孕概率的夫妇来说，需要注意促排卵药物带来的副作用，即可能会增加多胞胎的风险，尤其是双胞胎（表3-3）。实际上，除了二甲双胍能够促进卵子正常成熟且不会增加促性腺激素水平外，其他的促排卵药物都可能过度刺激卵巢，导致多颗卵子成熟排出。虽然现在对多胞胎的控制较好，但仍然会有风险，且相

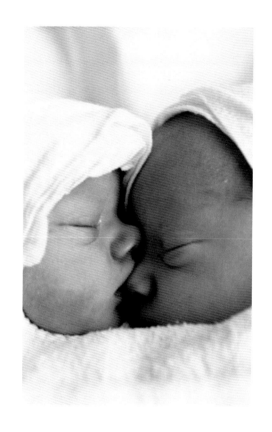

表3-3　使用促排卵药物后多胞（双胞胎或多胞胎）出生的比率

促排卵药物	多胞出生率（%）
无（自然怀孕）	1
抗雌激素药	6~12
芳香化酶抑制剂	5
GnRH	5~20
促性腺激素	15~25
二甲双胍	1

比较单胞孩子而言，母亲和孩子更容易出现健康问题。针对排卵停止用药时，重要的是如何控制药物的剂量，只排出一颗成熟卵子，如果需要进一步地控制，可通过超声波定期跟踪检查，以确定优势卵泡的数量。

盆腔疾病

据估计，在患有不孕症的女性中有一半排卵正常，其不孕的真正原因与生殖器官有关，常见的是输卵管、盆腔和子宫。

输卵管因素

由于精子为了让卵子受精必须进入并穿过输卵管，因此在排卵正常的情况下（无论是自然排卵或是药物作用），输卵管不畅通是造成女性不孕的首要因素。临床上常采用子宫输卵管造影术（HSG），利用X射线检查子宫和输卵管；通过阴道向宫腔内注入不透X射线的液体，当药物进入输卵管时进行X线摄片后对比观察，如果注入液体能够到达输卵管的末端并溢入盆腔，说明输卵管畅通；而如果X线摄片显示液体停留

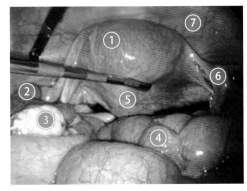

≥腹腔镜检查下的盆腔图

1. 子宫　　　　　5. 子宫后壁
2. 左输卵管　　　6. 右输卵管
3. 左卵巢　　　　7. 膀胱
4. 肠襻

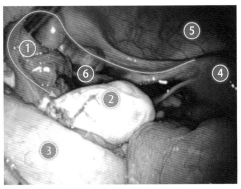

1. 左输卵管　　　6. 左输卵管的末梢部分（壶腹
2. 左卵巢　　　　　　显示亚甲蓝的渗透性）
3. 乙状结肠
4. 子宫　　　　　左输卵管的路径，从子宫角
5. 膀胱　　　　　到外围（壶腹）

在子宫或输卵管内无法到达盆腔，则说明输卵管堵塞（见上图）。

在子宫输卵管造影中，当液体注入宫腔时受到刺激，感觉非常疼

痛；盆腔的疼痛像是短暂的痉挛，并在检查后可能伴有轻微出血，但不会持续太久。术后会采用抗消炎药缓解这些影响，且医生会使用抗生素避免术后感染。类似的检查是输卵管声学造影（HSSG），因此如果患者对碘过敏，可采用这一方法，因为它采用的是超声波而并非X射线。

尽管存在影响，但输卵管造影术仍是检查不孕症比较有效的方法，因为这样不仅能够发现输卵管堵塞的原因，而且能找到可能解决的方法。有些情况下，可以当场疏通，如果无法疏通则推荐试管婴儿。如果输卵管堵塞情况严重，可根据需要将两种方法结合。因为输卵管积水会影响试管婴儿的成功率，医生会建议在进行试管婴儿的手术前先修复输卵管。

输卵管不通一般是由于未及时处理的性疾病感染导致，主要有衣原体和淋病感染两种，其中衣原体危害较大，传播迅速。这种细菌（沙眼衣原体）会导致输卵管永久性不畅，并伴有临床症状。这种疾病感染会在盆腔周围形成瘢痕组织，引起发炎，堵塞输卵管口。所以我们在首次性交时就应考虑生殖健康。较为有效的预防方法是在性交时使用避孕套，尽量减少性伴侣。

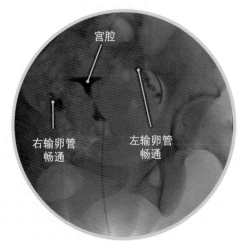

↗ 子宫输卵管造影正常

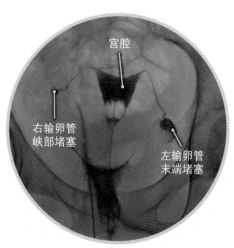

↗ 子宫输卵管造影异常

盆腔因素

子宫内膜异位

子宫内膜异位是指子宫内膜生长异常，通常发生在盆腔、腹膜、子宫韧带、子宫浆膜、输卵管和卵巢部位。这种异位生长及其引起的盆腔内慢性炎症会导致各种月经不适症状（痛经、出血异常、排卵疼痛等）和盆腔部位的疼痛（如性交时疼痛、慢性盆腔疼痛等），且这种炎症会不利于怀孕，因为异位的子宫内膜可能会影响卵巢和输卵管的功能，并对胚胎植入子宫产生影响。子宫内膜异位的不良影响范围广，在不孕的女性中，患有子宫内膜异位的比率高达25%~50%，而这一比率在整个女性中只占5%。这一数字清楚地表明了子宫内膜异位的负面影响。

子宫内膜异位可通过腹腔镜进行检查。这是一种微创外科手术，利用一台摄像机和外科手术设备（如激光），在肚脐和上阴部位通过微型切口插入。据研究证明，通过腹腔镜手术去除子宫内膜斑块是一种创伤小而又能有效提高怀孕概率的方法，特别是病情较轻的情况下。尽管如此，腹腔镜检查仍然是一种危险的手术，应理性衡量其得失（全身麻醉、术后并发症）。一般情况下，除非超声波显示患者有囊肿（卵巢巧克力囊肿）或非常严重的症状如性交疼痛（严重的性交困难）、痛经或慢性盆腔疼痛，否则应避免腹腔镜手术，最好先通过刺激排卵（如使用氯米芬，结合宫腔内人工授精）解决问题。

盆腔粘连

盆腔粘连是指正常情况下表面分离的纤维组织与周边的组织相互粘连。导致盆腔粘连最常见的因素是炎症性疾病（如附件脓肿破裂后引起的腹膜炎、克罗恩病），消化道或盆腔手术，盆腔结核。这是由于人体细胞的表面受到损伤，触发凝血机制，在受伤的组织及其周围形成纤维组织，这种粘连的形成常伴有慢性盆腔疼痛，生殖系统受到破坏，妨碍卵子移向输卵管和胚胎的植入。目前有多种手术可以修复。最常用的是腹腔镜手术，但试管婴儿可能效果更好。

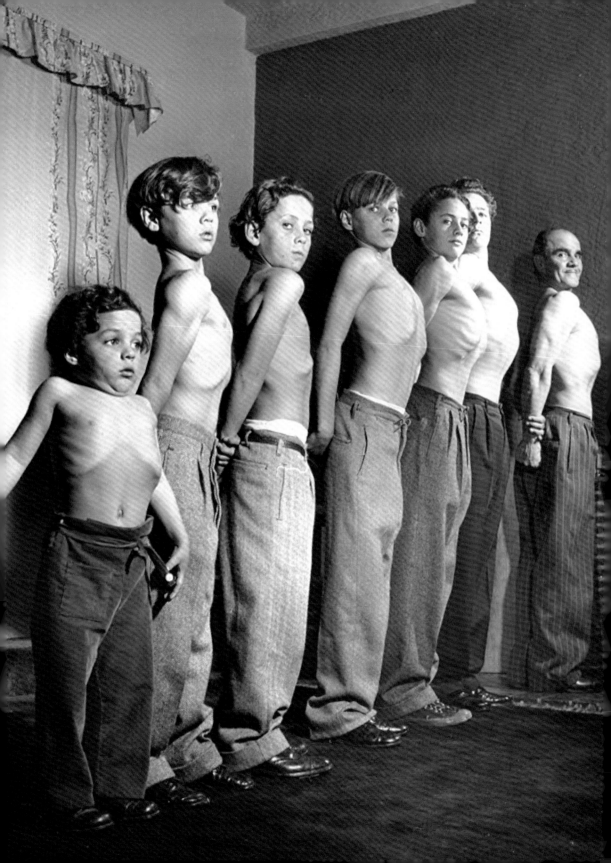

第四章

男性不育症

> 如果你曾感觉到卑微和沮丧，那么请记住：你曾经是所有精子中游得最快的那个。

科鲁什（Coluche，1944—1986）

长久以来，社会对男性的感知是体能、勇气和毅力的象征，从祖先的英雄（《吉尔伽美什史诗》《伊利亚特》《奥德赛》）到现代的超人英雄，都是勇敢、善于探索、征服和占据周围领土、赢得人们钦佩的勇士。

在我们的日常生活中，男子气概在工作中表现得更为实际，扮演"家长"的角色。男性，一个"真正的"男人能够为养活家庭和妻子而努力工作，在遇到困难时表现冷静，更愿意用行动来表达自己。在这种背景下，父亲是男性生活中必不可少的角色，他们在扮演社会

赋予角色的同时将自己的阳刚之气通过具体的方式来表达。

随着社会的发展，今天男性可以通过各种方式来表达自己，但事实上当他们被诊断出不孕不育症时，他们的态度仍然会受到潜在的影响。临床上，当男性被告知患有不育症时第一反应是不相信，因为他们不相信夫妻反复怀孕失败的责任在自己。一旦人们开始接受，较大部分的男性开始质疑自己的阳刚之气，觉得自己"不够男性"，无法延续香火，无法帮助配偶实现有孩子的梦想，从此充满了犯

罪感、羞耻感、愤怒感、失败感，对自己的心理造成严重的创伤。大多数情况下这种情绪会持续并导致抑郁、焦虑、睡眠障碍或性交困难。

虽然可以理解，但这些反应并不反映不育症男性患者面临的现实。这个问题也远不止个人的性格或生殖力那么简单。首先必须从医学角度考虑。生理疾病会导致生殖系统问题或精子功能，妨碍精子穿过层层障碍与卵子结合的能力。临床上对男子不育症的诊断虽然让患者难以接受，但我们不能把它看作是一种弱点，而是一种医学上的状况，而且是一种相对普遍的状况，其原因正变得越来越明了。

男性不育症调查

男性一般很少向医生咨询自己的生殖健康问题，且许多男性推迟或不愿参与生育能力的调查。不孕不育症夫妇中男性的患病概率为1/2，因此对男性生育能力进行检查并治疗是提高怀孕概率必不可少的步骤。

身体检查

对生育能力进行完整的判断需对患者进行体检，特别是生殖器：睾丸触诊评估其尺寸，生殖泌尿道（附睾的头部、中部和尾部、输精管），有时候需要通过直肠指检前列腺情况。其次是进行第二性征的检查，包括身高、毛发和乳腺（男性女乳症）发育。医生通过上述检查，结合对患者病史（传染病、代谢性疾病、生活习惯等）的综合考虑就可以诊断并确定进一步的检查。

精子检查

男性不育症可通过精子检查迅速诊断出病因。精子检查对精子的主要参数（精子密度、活力、形态）和其他参数（精液量、pH、白细胞数）（表4-1）进行分析。患有不孕不育症的夫妇在就医时首先需要对男性做精子检查。与女性不孕的检查相比较，精子检查不需要器械侵入，也不会疼痛，且可以短时间内进行多次检查。

精子检查是通过显微镜观察精子样本，对其拍照后传输至电脑进行分析，现代检测方法是荷兰人安东尼·范·列

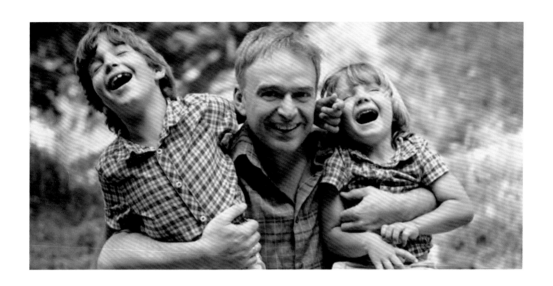

表4-1　精子各项参数评估

参数	参考下限
精液量（ml）	1.5
精子总数（射精的10^6/一次射精）	39
精子密度（10^6/ml）	15
总活力（PR + NP, %）	40
快速前向运动（PR,%）	32
存活率（活精子, %）	58
精子形态（正常形态，%）	4
其他相关参数	
pH	≥7.2
白细胞过氧化物酶染色阳性（10^6/ml）	<1.0
抗精子抗体测定（%）	<50

PR = 前向　NP= 非前向

（来源：英国国家医疗服务诚信系统，2013，库珀等人，2010）

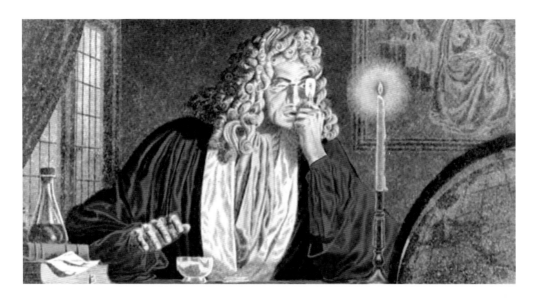

小动物

著名画家杨·维米尔的朋友安东尼·范·列文虎克（1632—1723）是一名布料商人，在空余时间打磨镜头制造显微镜，用来检验布料的质量。他从未接受过专业教育，凭着一腔热情与好奇心，一生设计了500多个显微镜，设计简单但质量很高，用来观察样品的镜下质量。

1677年，范·列文虎克在给英国皇家学会（伦敦）的信中首次提及精液中包含"诸多小动物，100万个小动物合起来约等于一颗沙子，带有半透明的波浪状尾巴"。这是一个大胆的发现，因为那个年代精液样本在宗教信仰的人群中是禁忌！这也是范·列文虎克小心翼翼的原因："但是我能够观察到，我只是观察而没有任何罪恶的肮脏想法，我只是探索在夫妻性交后遗留下的自然物质。"

范·列文虎克通过自己的显微镜能够观察到精子细胞的主要特征，特别是其多变的形状，并给出非常精细的图画。

文虎克发明的。

　　精子检测法利用独立的工具检测男性不育症，通过显微镜观察判断精子数量、活跃性和形态。

少精症和无精症

　　指精子数量过少（少精症）甚至全无（无精症）的异常情况。出现这种情况是因为睾丸的精子生产和成熟功能出现障碍，如精子能够在睾丸中正常形成但由于输精管堵塞或缺失而导致其无法送至体外（睾丸后原因），或者由于激素失衡导致睾丸生产精子的功能紊乱（见少精症的对比图片）。

弱精症

　　在古希腊语中，"asthenos"意思是"软弱无力"，现指精子缺乏正常的活力，这是最常见的男性不育的原因之一。在怀孕困难的男性中1/3以上被诊断为活性精子的比例太低（<40%）。

畸形精子症

　　畸形精子症（"teras"源于古希腊语，意为"怪物"）是指大量精子头

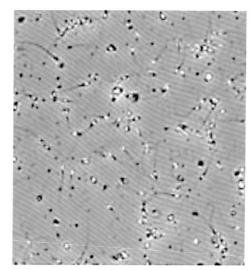

↗ 正常精子密度

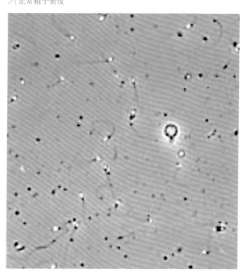

↗ 少精症

部、中段（头部与鞭毛之间）或鞭毛出现畸形。

　　世界卫生组织通过对此结果进行对比，得出了目前的精子检查参数（表

4-2）。许多情况下可能同时检查出两种（少弱精症）甚至三种（少-弱-畸形精子症）异常现象，以便专家的诊断更准确。

激素水平评估

如果精子检查显示精液中的精子数量极少（500万/ml），即为严重的少精症，或根本没有精子（无精症），那么

表4-2　与男性不育症有关的常见精子异常现象

异常	特征	不育男性的比率（%）
少精症	精子密度＜1.5 千万/ml	23
无精症	精液中无精子存在	5~13
弱精症	快速前向运动精子＜32%或快速和非快速前向运动精子＜40%	35
畸形精子症	正常形态的精子＜4%	3
少弱精症		10
不明原因	精子正常但无法找到不育的原因	15

（来源：KHAN et al., 2011）

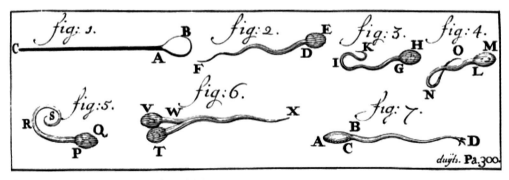

↗ 安东尼·范·列文虎克绘制的精子（源于兔子和/或小狗），1678.

需要考虑下丘脑–脑垂体–睾丸轴出现异常，检查内分泌水平。内分泌检查一般包括FSH、LH、睾酮和血液中的泌乳激素水平，有时也需要检查TSH和雌二醇（男性也合成雌激素）水平。

DNA损伤分析

尽管非常有用，但精子检查仍无法确定大量不育症的原因。事实上，据估计有5%~15%患有不孕不育症的男性精子正常却无法与卵子结合。

精子的基础功能是将父亲的DNA输送至卵子，在输送过程中必须完整以确保卵子成功受精。正常条件下，DNA紧紧缠绕像是个线球，它以这种方式保护自己在通向女性输卵管的遥远道路上的安全。然而，有时DNA出现松散，未能正常紧密缠绕，导致一些遗传物质受到周围其他物质的侵入，DNA出现变性或断裂，对精子的受精能力带来危害。

一些研究发现，因为精液中DNA发生断裂而导致不孕症的比例逐渐增加（图4–1）。精子染色体DNA的解凝和断裂是导致不育症的主要原因之一，一些研究已经发现不育症患者受损精子的

数量是正常男性的3倍。总之，据估计约有25%的不育症患者DNA断裂水平呈上升趋势，其中10%的患者精子检查各项指标正常。

近几年已有医学手段可用于检查DNA断裂和精子染色质解凝（酸化苯胺蓝、TUNEL检测、吖啶橙流式细胞检测），但这些手段尚未广泛用于临床治疗，可能在未来专家会用于诊断性检查，与其他项目的检查一起，共同评估顶体精子的完整性、氧化应

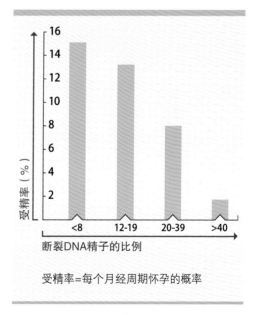

（来源：Spano et al., 2000）

图4–1　精子DNA受损对怀孕的影响

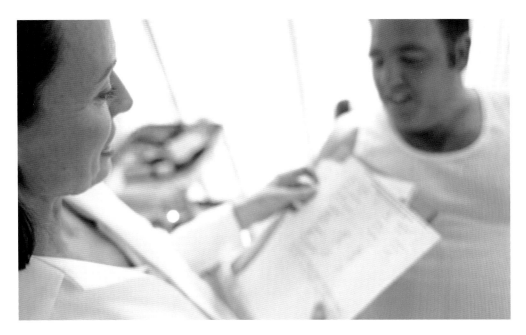

激和精子线粒体情况。这些方法可能有利于检测出至今尚无法解释的不育症原因，帮助辅助生殖手段（人工授精、试管婴儿等）中精子的筛选提高成功率，因为当一个受损的精子与卵子成功结合，其形成的胚胎成功植入子宫的概率较低，即便是成功植入，也可能无法正常发育。

男性不育症的原因

如所有改变人生的事物一样，在对男性不育诊断时我们迫切想要了解病因，但这些看似合理的问题有时却很难准确回答。怀孕这一过程非常复杂，从生殖系统到精子的活跃性，任一环节都会影响整个过程。而且，生理过程和激素异常也会影响精子数量、活跃性、形状或DNA完整性（表4-3），而导致这些情况的因素很多，包括先天的和后天的，甚至是个人的生活习惯。

激素问题

通过对激素水平的检测，我们可以确定导致精子数量少的原因到底是

表4-3　导致精子异常的主要因素

不育症的原因	涉及器官
先天因素	
隐睾症	指出生时一侧睾丸未下降而暴露在高温中，对精囊和精子的形成造成不可逆的损伤。
无睾症	在怀孕第14周时睾丸停止发育。
先天性输精管缺失	CFTR基因突变（囊泡性纤维化症）
基因畸形	克林菲特综合征（Klinefelter）（X染色体过多）。 Y染色体缺失（基因异常），10%~20%患有无精症。 卡尔曼综合征（Kallman）(脑垂体激素LH和FSH的分泌受到干扰发生突变，妨碍青春期的发育)。
后天因素	
精索静脉曲张	睾丸发生静脉曲张妨碍血液循环，增加周围的温度，影响精子成熟。
睾丸受伤	睾丸受伤导致无法产精。
传染病	睾丸因为腮腺炎病毒发生病毒性感染（睾丸炎），阻碍精子的生成。 细菌感染（如衣原体、淋病、肺结核）堵塞输精管。
炎症性疾病 （如前列腺炎）	前列腺发炎导致自由基过量，破坏精子。
勃起功能障碍 （逆行射精）	无精液射出，无精子生成。
抗精子抗体	精子聚集过密妨碍其运动。
生活习惯	
吸烟	妨碍精子的生成。 DNA中含有致癌物，导致基因突变遗传给下一代。
吸食毒品（海洛因、可卡因、合成类固醇）	不可逆地破坏孕酮分泌和精子的生成，影响数量和质量。
饮食习惯	不良饮食习惯为慢性炎症创造条件，自由基过量DNA受到攻击。
慢性压力	长期的精神压力导致精子的DNA受损，增加了遗传给孩子的风险。

（续表）

年龄	随着年龄的增长孕酮下降，生产的精子数量也随之下降。 随着年龄的增加基因突变，增加孩子患上一些疾病的风险（如自闭症、精神分裂症）。
职业因素	工作中接触毒性物质（如摄影）。 笔记本电脑放在骨盆位置增加周围的温度。

无精症 = 没有精子
少精症 = 精子数量少
弱精症 = 精子不活跃
畸形精子症 = 正常形态的精子数量少

促性腺激素不足（FSH和LH引起睾酮水平降低）、睾丸内分泌功能受到影响（睾酮水平低反应需要增加FSH和LH），还是脑垂体瘤（泌乳激素高）。另一方面，即使精子严重畸形，但其他指标正常，表明是精子在形成过程中出现问题（表4-4）。

表4-4 男性不育症的激素水平和病因

临床症状	FSH	LH	睾酮	泌乳激素
精子发育正常	正常	正常	正常	正常
低促性腺激素性腺功能减退	下降	下降	下降	正常
精子发育异常*	上升/正常	正常	正常	正常
睾丸衰竭/高促性腺激素性腺功能减退	上升	上升	正常/下降	正常
泌乳素型垂体瘤	正常/下降	正常/下降	下降	下降

* 精子发育异常的一些男性血液中的FSH水平正常，但不断升高的FSH是精子发育异常的一个明显特征。

精索静脉曲张

精索静脉曲张通常与精子产量低和不活跃有关，约有22%的正常男性和40%的不育男性患有这种疾病。这是由于精索静脉壁功能出现障碍，血液无法到达上部静脉（特别是左肾静脉），导致睾丸出现静脉曲张，血液循环不畅导致睾丸温度升高影响睾丸支持细胞的功能和精子的成熟，以及睾丸间质细胞睾酮的分泌。一些研究发现，精索静脉曲张还与自由基的升高有关，因为大量自由基会破坏精子功能。

当精子检查异常时，需要检查是否患有精索静脉曲张，因为精索静脉曲张一般可通过手术治疗，恢复正常的血液循环提高精子质量，但对这种治疗是否能够提高怀孕的概率尚有争议。

睾丸发育异常

隐睾症（cryptorchidism）一词源于希腊语"kryptos"（隐藏的意思）和"orchis"（睾丸），指男性在胚胎发育时一侧或双侧睾丸未能下降到阴囊。这是最常见的先天性畸形，全球患病率约为5%（西欧地区尤为严重）。

睾丸位置出现异常，常见于下腹部（35~37℃）温度比阴囊高（33℃），这样就会导致生殖细胞退化，影响精子的发育。如果未能正确诊断并及时采取手术治疗（最佳期限为出生后6个月至1年），睾丸就会逐渐萎缩，功能消失。近10年来隐睾症发病率快速增加，且一半会患上睾丸癌（风险增加5倍），这可能与胚胎发育期睾酮分泌停止有关（睾丸发育不良综合征）。一些研究人员认为，近10年隐睾症和睾丸癌的患病率发展迅速可能与胎儿发育的环境有关（如内分泌失调）。

抗精子抗体

正常条件下睾丸受到一种选择性壁垒的保护，壁垒的功能是允许其功能发挥的物质进入，而将免疫系统的入侵细胞远远阻挡在外。当这种免疫屏障因某种疾病或生殖器手术（如输精管重通后的切除术、输精管吻合术）受损，免疫细胞就会接触精子并对其产生抗体（表4-5），类似"入侵者"侵入器官后附着在精子的表面，使精子聚集在一起很难向周围移动。在10%患有不育症的男性中，接受过输精管切除术（有时会影响手术目的）的男性有70%带有这种抗体。

表4-5　抗精子抗体的主要原因

睾丸受伤
（手术、损伤、扭伤）
隐睾症
传染病
（ITS、附睾炎）
睾丸癌
先天性输精管缺失
（如囊泡性纤维化症）
精索静脉曲张
输精管切除术、输精管吻合术
（输精管复通术）

灭菌治疗

像化疗和放射性疗法等抗癌治疗一般对身体器官有损伤，还可能引起生殖细胞在持续更新精子时产生基因突变，因此要保留癌症患者的生育能力应将其精子冷冻以便之后授精或试管婴儿使用。

近期研究发现，患有癌症的男性儿童的生育能力可以得到保留。研究者从儿童的睾丸中取出精子形成需要的干细胞样品冷冻，在其成年后重新植入体内，其并未失去生产精子的能力（图4-2）。

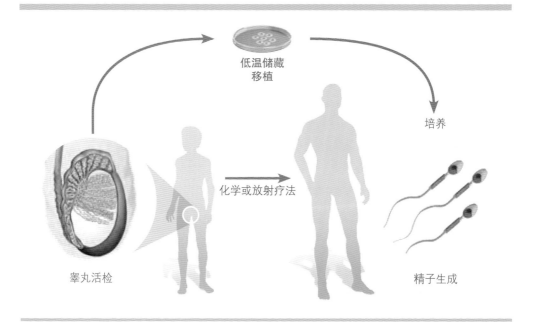

低温储藏
移植

培养

化学或放射疗法

睾丸活检

精子生成

图4-2　保留癌症儿童患者的生育能力

男性不育症的治疗

有时正常生产的精子可以保存，以帮助夫妻自然怀孕。例如，恢复下丘脑–脑垂体–睾丸轴的功能，促性腺激素、来曲唑、二甲双胍等药物可以明显增加精子的数量和胎儿的成活率。

然而，辅助生殖技术为男性不育症的治疗带来革命。例如，精子数量少（少精症）或不活跃（中度或轻度），可采用浓缩精子样品，将样品注入子宫进而授精的方法治疗。如果样品中至少含有100万个活跃精子，那么正常情况下,3~6个周期即可成功受精。如果精子数量、活跃性和形态出现严重异常，则需采取其他技术，包括试管婴儿和卵胞质内单精子注射（ICSI）。即使是无精症也可以从睾丸或附睾中直接提取精子，利用ICSI直接与卵子结合。因此，男性被诊断为不育症时并非失去最后的希望，而只是健康出现问题需要治疗。欢迎进入神奇的医学辅助生殖世界。

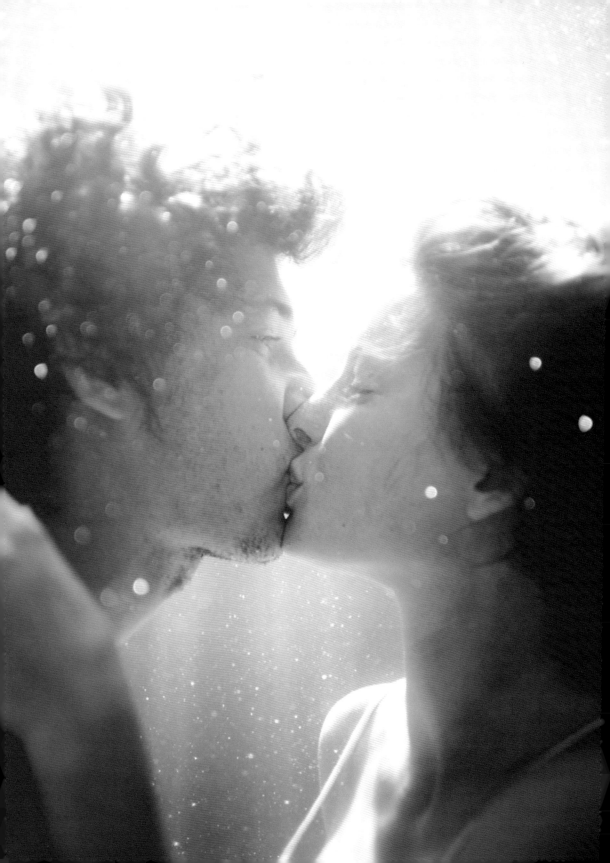

第五章

医学辅助生殖技术

我们俩在夜晚的星空下相视而笑感受到希望之光再次被点燃。

埃米尔·内利根（Emile Nelligan，1879—1941）

大多数夫妻认为生活中最重要的事情是组建一个完整的家庭，这才是完整又成功生活的目标，然而面对残酷的现实他们的梦想无法实现。一些患有不孕不育症的夫妇开始质疑自己的生活价值，认为自己的生活是失败的。然而，近几十年随着医学的进步，越来越多的不孕不育症患者被治愈，实现了他们拥有孩子的梦想。除了拯救生命外，人类的创造力在孕育生命的旅途中也扮演了重要角色，通过医学手段介入确保生殖细胞正常活动直至成功怀孕。

宫腔内人工授精

宫腔内人工授精（IUI，使用丈夫的精子）是一种简单无痛的辅助生殖手段，主要用于以下五种情况：

• 无法解释的不孕症，检查（精子检查、排卵检查和输卵管）一切正常。

• 轻微或中度的子宫内膜异位引起的不孕症，至少有一侧输卵管畅通。

• 男性患有轻微或中度不育症，精子密度较小或不活跃，但至少每毫升精液中有100万个正常精子。

• 因身体问题（如勃起功能障碍、高位截瘫）或精神问题而无性交发生导致的不孕。

• 宫颈问题（如前期的宫颈手术）导致的不孕不育。

宫腔内人工授精的原理相对简单：存储足够数量活跃精子后直接注入子宫，等待其游向输卵管让卵子受精（图5-1）。相对其他辅助生殖技术来说需要的技术手段较少，但为了保证成功需要严格控制两个主要参数。

授精时间

当然授精时间离排卵时间越近怀孕成功率越高。目前有两种方法可保证其准确性。

最简单的一种是进行排卵监测：可在药店或超市买到试纸，这种试纸

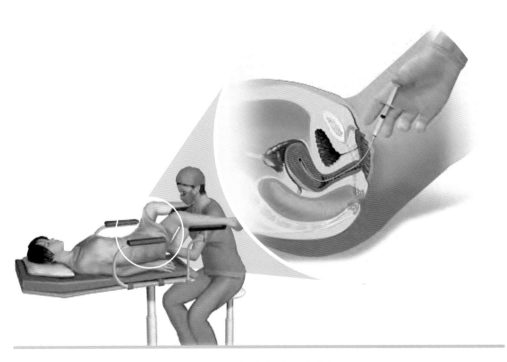

图5-1 宫腔内人工授精

显示排卵前24~36小时内女性体内LH达到峰值，估计此时受精便可怀孕。为了不错过尿液中LH的峰值，应在预测排卵期前4天开始监测。例如，如果月经周期为28天，那么应在第10天（在月经开始第10天）开始监测。监测使用的尿样应该是每天的第二次排尿，最好是在7:00~7:30，将试纸蘸上尿液（也可以将尿液直接淋在试纸上），按照生产商的说明，对比颜色、线条或"+"，显示LH增加至峰值，即可能在24~36小时内排卵，患者应立即联系医院预约授精时间。

另一种方法是超声波监测。在排卵期之前定期接受超声波检查直到看到卵泡成熟。当卵泡大小为18~25mm时，可注射绒毛促性腺激素（HCG）进行人工促排卵，预约第二天进行人工授精。在使用促排卵药物（如HCG）时可能出现排卵过度，这时超声波检查尤其重要，因为这样能清楚地看到卵泡发育的数量，如果超声波发现1~3个优势卵泡，可使用HCG代替体内分泌的LH来促排卵，之后授精。另一方面，如果有3~4个卵泡成熟，多

胞胎的风险就很高，那么医生会取消人工授精，或改用试管婴儿手段，这样在胚胎移植时可以控制数量。

预备精子

宫腔内人工授精的主要优势是精子能够无障碍地穿过宫腔，这是其与卵子结合的旅途中最"遥远的一步"。但是，宫腔内人工授精需要有足够数量的精子且"形态良好"，足够活跃可以游过输卵管最终与卵子相遇，因此宫腔内人工授精最重要的一步是预备精子。

人工授精使用的精子必须是当天在医院从丈夫体内刚获得的精液，有时也可以在家备好，但这种情况下就必须注意（特别是冬天）将精液保持在体内温度的环境中，如放在腋窝下。医生收到精液样品后，先分离出其中的杂质（死细胞、白细胞）和精子周围的精液。如果不分离杂质而直接使用，那么精液内的前列腺素就会引起强烈的子宫收缩，女性很可能患上盆腔炎，不利于精子进入输卵管。通常按照精子的密度梯度准备，选择出最佳的精子用于授精。一般

而言，至少向宫腔内注入50~100万个活跃精子以提高怀孕的概率。

宫腔内受精与促排卵药物共同作用，成功率较高，可以将每个月宫腔内受精的概率提高10%~13%，而夫妻每月自然怀孕的概率为2%~3%。近一半的40周岁以下的女性在接受宫腔内受精后6个周期内成功怀孕，远远高于单独使用促排卵药物的夫妻。在接受3~6次宫腔内受精后仍未怀孕的夫妻应考虑试管婴儿。

体外受精

经过早期颇多争议后，如今试管婴儿终于被医学界公认为最有效的怀孕方法之一，2010年罗伯特·爱德华兹因此被授予诺贝尔生理学或医学奖。试管婴儿并非对孩子健康不利或是批量制造"人造婴儿"，恰恰相反，近些年已经成为治疗不孕不育症最有效的一种措施。自1978年7月小路易斯·布朗开始，全世界已有500多万个试管婴儿出生。

在大众眼中，体外人工授精出生的孩子长久被冠以"试管婴儿"的绰号，

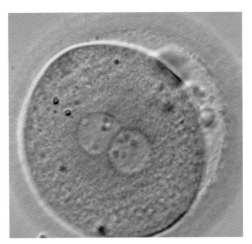
↗受精卵原核阶段

认为孩子是经过人造过程彻底在母亲体外养育的，事实显然并非如此。事实上，试管婴儿的目标并不是取代自然怀孕过程，而只是帮助患者克服因生理失调妨碍卵子受精的难题。主要适用于以下情况：

• 尝试一线治疗（促排卵药物、子宫内膜异位、输卵管疏通、宫腔内人工授精）反复失败。

• 输卵管彻底堵塞，经手术疏通无效。

• 严重的男性不育，如每毫升精液中精子数量低于100万个；精液中无精子存在，甚至睾丸中无精子（射精管堵塞、受到感染出现缺陷精子、癌症治

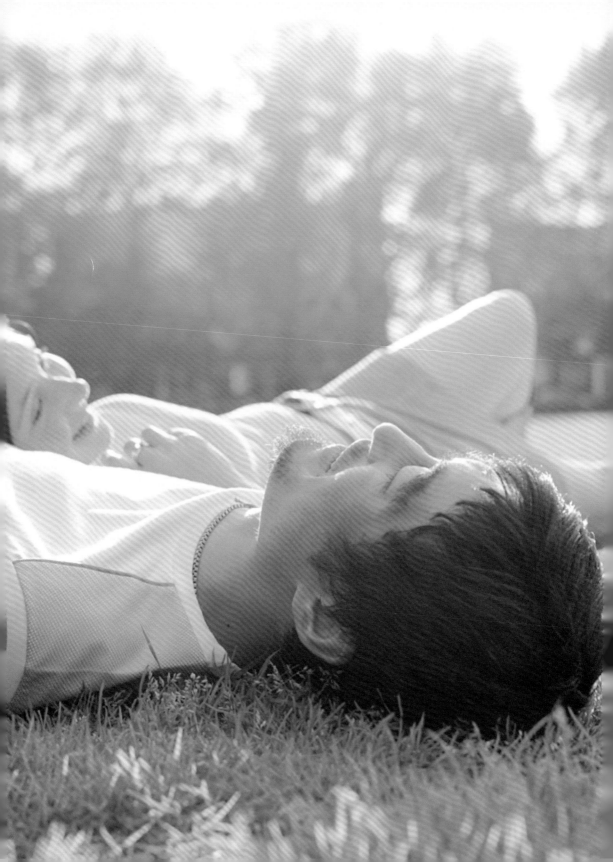

疗、先天性原因等），需要提供睾丸或附睾样品。

• 轻微或中度子宫内膜异位，经过简单治疗后仍怀孕困难。

• 因癌症治疗卵巢功能消失，使用之前冷冻的卵子。

试管婴儿的原理较为简单：通过药物刺激排卵后将卵子取出，使其与丈夫的精子在实验室受精后形成胚胎，选择合适的时间将一定数量的胚胎（理想情况为一个）植入妻子的子宫，希望胚胎在子宫内成功着床。

然而，试管婴儿在实际操作中又是个非常复杂的过程，需要进行一系列专业检查确保夫妻双方的情绪和身体符合要求。在开始时需要夫妻双方充满信心，情绪平静，对之后一系列医疗程序有客观的了解。如今，一些新技术（如在女性自然周期内采集卵子）大大简化了试管婴儿的程序，患者不会那么恐惧。

成功怀孕五步曲

第一步：刺激排卵

虽然数十年来医学飞速发展，但试管婴儿的成功率仅为30%（每个月经周期），这一数据与正常夫妇每个月自然怀孕的比例相当，但对医学辅助手段来说仍是个问题，因为这样会增加患者的经济和体力负担。为了弥补这种局限性，医生会对患者使用促排卵药物使每个自然周期内同时成熟几颗卵子，以便获得足够的胚胎供选择，将最佳的一个或几个植入子宫。但是，这种"过度排卵"会产生各种负面影响（表5-1），因此近几年医学界对此做了控制，限制过度刺激排卵，在女性自然的生理周期内轻微刺激排卵或不刺激让其自然排卵。目前有三种简单的操作：①轻微刺激后进行体外受精；②自然排卵周期内无需刺激直接体外受精；③调整后自然周期内体外受精（表5-1）。这三种方法相对传统的体外受精具有几大优势：大大降低药物成本，减轻卵巢过度刺激，减少多胞胎的可能，但这既有优点也有缺点，医生主要根据不孕不育症的原因、夫妻双方的年龄及患者的意愿选择。

表5-1　试管婴儿中促排卵的各种方法

试管婴儿（IVF）种类	目标	促排卵药物和激素
传统的IVF	≥8颗卵子	GnRH释放激素（亮丙瑞林、乙基酰胺、那法瑞林、曲普瑞林） GnRH拮抗剂（西曲肽、加尼瑞克） 促性腺激素（FSH、HMG、卵泡刺激素、人体绝经促性腺激素）
温和IVF	2~7颗卵子	口服药（氯米芬、来曲唑） GnRH拮抗剂（小剂量） 促性腺激素（小剂量）
改良自然周期内的IVF	1颗卵子	GnRH拮抗剂（小剂量） 促性腺激素（小剂量）
自然周期内的IVF	1颗卵子	无

传统的IVF

在大多数临床应用上，由于促性腺激素FSH或hMG（FSH与LH综合物）服用剂量大而导致"过度排卵"。这些激素促进所有卵泡成熟，通常会有8~12颗卵子（取决于用药剂量）。由于促性腺激素强烈的药理作用，医生需要定期通过超声波密切关注卵泡的发育情况。

数个卵泡同时成熟导致患者体内雌性激素上升，LH分泌增加，促进排卵。为了避免这种情况发生，需要控制GnRH释放激素（排放脑垂体分泌的促性腺激素）的剂量。患者体内分泌的

FSH和LH大幅下降导致卵子在刺激前处于基础以下状态，使用促性腺激素后卵泡发育但需要控制自然排卵。

所谓的"IVF GnRH-a长方案"是指在使用促性腺激素刺激排卵2~3周之前（前一次周期第21天或新周期开始）通过GnRH释放激素抑制排卵功能（图5-2）。此方法重置卵巢功能后对使用促性腺激素的后续治疗反应较好，但是，在卵巢功能暂时受到抑制期间雌激素迅速下滑会引起绝经症状（热潮红、头疼、阴道干涩）致使患者不适。而所谓的"IVFGnRH-a短方案"是指在生理

周期开始（在使用促性腺激素之前）使用GnRH释放激素抑制自然排卵，减少抑制排卵的副作用，主要用于卵巢储备低下或以往卵巢反应不佳的女性。

上述这些激素的使用方法中，时间最长最不舒适的卵巢刺激是传统的IVF，这是因为用药的剂量及其产生的副作用。生殖医学主要关注的是尽量简化排卵刺激，减少患者的不适与副作用。

温和排卵刺激IVF

一些医疗团队更愿意对卵子储备少以及对促性腺激素反应激烈的患者（尤其是多囊卵巢综合征）使用温

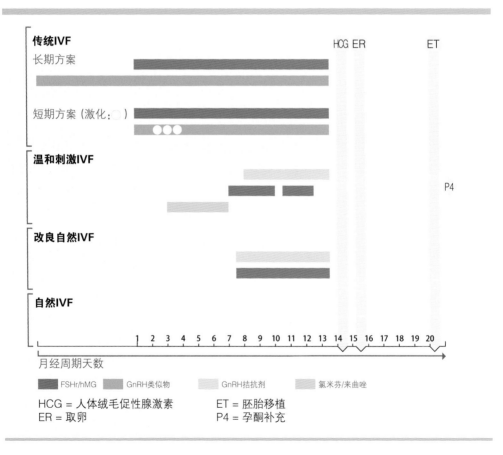

图5-2　不同IVF的治疗顺序

和（或轻微）刺激排卵方式。这也是许多不孕不育夫妇考虑的第一治疗方案，主要包括使用氯米芬或来曲唑等抗雌激素药物刺激排卵，后续不使用或使用少量的促性腺激素。为了防止过早排卵，当卵泡直径达到14mm时需要使用GnRH拮抗剂抑制直至取出卵子，通常在2~7天后。

自然周期内的IVF

全球首个试管婴儿（1978年，小路易丝·布朗）源于自然周期内的IVF，换句话说未使用药物刺激，是单颗卵子自然成熟的结果。但是，由于早期的问题，自然IVF被认为可能失效因此被支持刺激排卵IVF的医疗团队放弃。自然周期内的IVF方案相对简单，既不需要促性腺激素也不需要GnRH释放素，也很少需要检测血液中的雌二醇，只需要在生理周期第7天左右通过超声波监测优势卵泡和子宫内膜的发育情况，当优势卵泡直径达到16mm以上时可刺激排卵。

改良的自然周期内IVF

改良的自然周期旨在避免LH过早

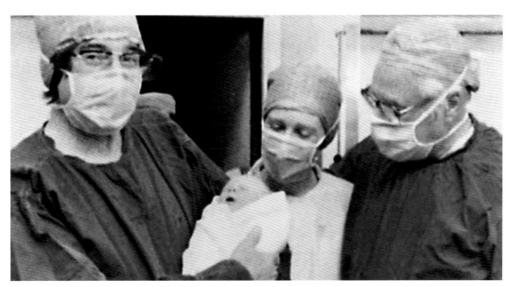

↗ 1978年首个试管婴儿路易丝·布朗出生，从左至右为罗伯特·爱德华兹、珍·珀迪和帕特里克·斯特普托。

达到峰值而排卵，支持优势卵泡在几天中完成最终发育。一旦检查患者无卵巢囊肿，即可在生理周期第6天（周期为28天）通过超声波监测卵泡发育情况，当卵泡直径达到14mm，使用GnRH拮抗剂防止自发排卵，之后每天同一时间使用促性腺激素。

如果患者预后良好，改良后自然周期内进行试管婴儿（23%）与传统的试管婴儿（24%）成功率相当，但后者需要GnRH释放素和近20倍的促性腺激素。

第二步：采集卵子

无论使用哪一种促排卵方法，当超声波检查显示卵泡直径达到18~25mm，都需要注射HCG最终促排卵。HCG与LH不同，它能够使卵子从卵泡壁自行分离。如果不采集卵子，36小时后其就会直接排至盆腔。因此为了不"丢失"卵子，可以在用药后36小时或第2天（自行排卵之前）采集卵子。采集时，与超声波探头（可随时观察卵泡）连接的细针经阴道伸入，这是个非常复杂的过程，需要在镇静作用（有时局部麻醉）下操作，用细针将卵泡穿孔吸出液体后拿出卵子。

采集卵子的数量显然取决于刺激药物的使用：传统IVF中，过度排卵或出现多个优势卵泡时平均可采集10颗卵子；而温和刺激的IVF中则少得多（2~7颗）。但即使是IVF反复失败的女性也足以达到与传统IVF相当的怀孕率（23%~43%）。采取这两种治疗方法的大多数患者至少可以成功移植一个胚胎。

在自然周期内接受IVF，卵子采集的失败率高达20%~25%是非常普遍的，原因包括卵泡闭锁和采集前过早排卵等。在自然周期中，仅有50%~60%的女性可移植胚胎，开始治疗的成功率为7%~10%，每次胚胎移植成功率为16%~18%，因此这种治疗的有效性尚在争议中，但在一些夫妻中怀孕的成功率得到提高，尤其是年轻的夫妻。

第三步：受精
传统实验室内受精

在卵子采集的同一天，从丈夫当天的精液中提取出精子（为了积攒更多的精子取得最佳的样本，通常建议禁欲2~5天）。下一步比较简单：将卵子分

从左至右，从上至下：未受精的卵子；4-细胞胚胎（受精后约40~48小时），8-细胞胚胎（受精后约72小时），桑葚胚（16~32个细胞），囊胚（>64个细胞）。

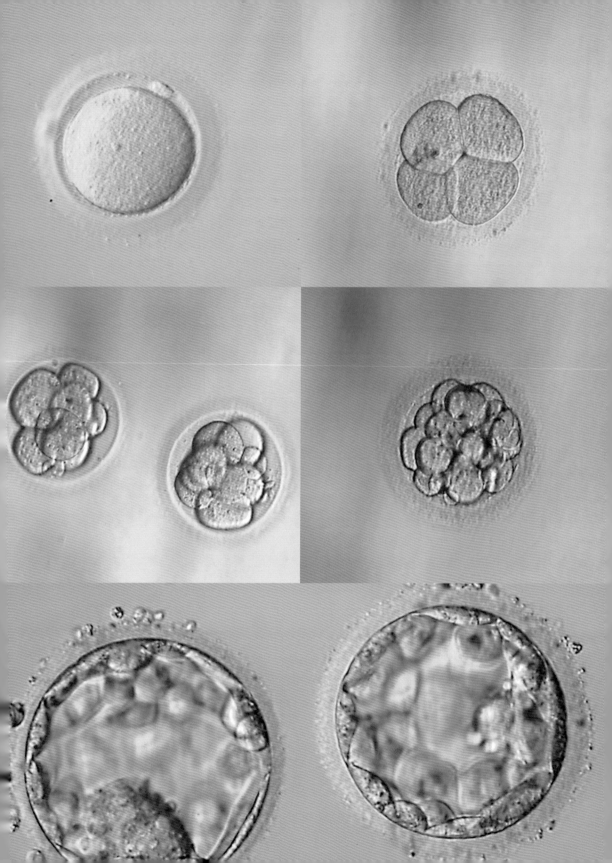

别放在塑料盘（一种专用培养皿）中，每个盘中加入5~10万个活跃精子，将其放置在与人体温度相同的环境中静置一段时间让其受精，16~18小时后可通过显微镜观察到卵子受精，两个相邻的圆圈，包含来自卵子和精子的基因物质即将结合。

ISCI（卵胞浆内单精子注射）

对于严重不育的男性，实验室受精过程要更为复杂。如果少精或精子不活跃或活跃精子太少，必须使用连接至显微镜的细玻璃针分离出一个优质精子细胞直接注入卵子。

这种精子微注射技术（卵母细胞质内单精子注射，或ISCI）首次成功应用于1992年，是治疗男性不育的重大技术突破，可用于精液中精子数量少或射出的精液中无精子（无精症）的情况。在这种情况下，首先从附睾（因排泄功能障碍引起的阻塞性无精症）中采集成熟的精子或从睾丸（因成熟功能障碍引起的非阻塞性无精症）中取出不成熟的精子。由于技术精细，ISCI的成功率非常高（75%卵子受精成功）。这意味着许多夫妇可以拥有自己的亲生孩子而不是使用别人捐赠的精子受精或领养。

科技在进步，为了提高ISCI的成功率，有专家建议采用高倍放大的显微镜（IMSI）根据精子的形态挑选精子。

第四步：植入胚胎

和受精一样，胚胎发育的第一步可以在体外完成，经受精的卵子放在含有养分的环境中让细胞分裂，胚胎会在卵子与精子的基因物质融合后24小时内开始发育，2天后分裂为4个细胞，3天后分裂为8个细胞，这时就可以植入子宫了。胚胎移植时，通过阴道插入极细的软塑料管，将在实验室培育2~5天发育良好的胚胎放入宫腔，如果需要可使用超声波定位，整个过程持续几分钟且无疼痛感。另外，出乎我们想象的是，患者在接受胚胎植入后无需限制正常的活动，有研究证明术后休息甚至不利于胚胎着床。

根据培养的受精卵数量，有时可选择在受精后第5天（囊胚期，约有100个细胞）植入，只有最强壮的胚胎可以达到这一阶段，这样可以大幅提高胚胎植

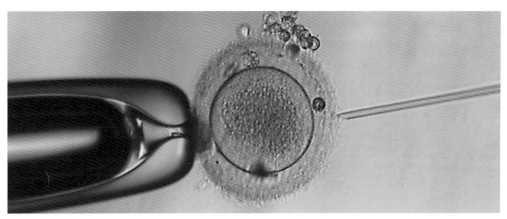

↗ 通过卵母细胞质内单精子注射实现试管婴儿

魁北克省的IVF

魁北克省健康卫生部门关于医学辅助生殖技术项目的规定：实施试管婴儿时一个妇女只能接受植入1个胚胎，但根据胚胎的质量，医生可以决定年龄在36岁以下的女性体内可植入2个胚胎，年龄在37岁以上的女性可最多植入3个胚胎（或2个囊胚）。为患者植入2个以上胚胎的医生必须对自己的决定负责。迄今为止，魁北克省接受IVF的所有妇女信息显示，临床上每次胚胎植入怀孕的成功率为31%，其中仅有5%为多胞胎（表5-2）。

该项目包括3次刺激周期和6次自然或改良的自然周期均没有婴儿安全出生，而温和促排卵刺激整个过程经济花费昂贵，只有巨额存款的患者才能支付得起医疗费用，如今经过温和刺激排卵6次但只植入一颗卵子是科技的巨大进步。

如需了解更多详情，请登录政府网站查询：

http://www.sante.gouv.qc.ca/en/programmes-et-mesures-daide/programme-quebecois-de-procreation-assistee

入的成功率和怀孕率。

但是，胚胎植入中最重要的参数仍然是植入胚胎的数量。在传统IVF中，当受精卵有8~10颗时获得高质量胚胎的概率就更大。通常植入2或3颗卵子（甚至更多）以提高怀孕概率，但其劣势是容易产生多胞现象。近些年，专家们为了减少多胞胎的发生率而重新评估胚胎植入技术。例如在魁北克省，IVF项目规定大多数情况只能植入一个优良胚胎，大大减少了多胞胎（表5-2）。

在减少多胞胎的同时，单胎植入对孩子健康出生也有积极的影响（图5-3）。在这个孕龄阶段，植入单个胚

胎的孩子出生时出现健康问题的概率减少一半，更重要的是围生期死亡率（怀孕28周后或出生后不久死亡）减少。IVF最终的客观目标不是花费任何代价怀孕，而是确保成功怀孕后这些孩子健康出生，且之后健康长寿。

所有孕龄期妇女接受单胞植入可以有效降低双胞胎和围生儿死亡率。

强调只植入一个胚胎非常重要，因为IVF的成功率与植入2个胚胎的成功率相当，6个周期后成活率为30%~40%（表5-3）。为了防止失

表5-2　规定每个IVF周期选择单个胚胎的影响（魁北克省）

	之前	之后
eSET（%）	1.6%	49%
临床怀孕率（%/ET）	42.7%	31%
多胞胎怀孕率（%）	27.2%	5.2%

ET = 植入胚胎
eSET = 选择植入单胚胎或SET（单胚胎植入）

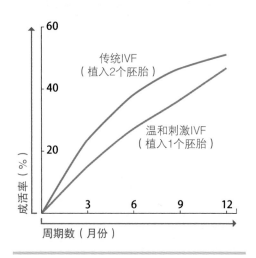

图5-3　传统IVF（蓝色）或温和刺激IVF（红色）的婴儿安全出生率

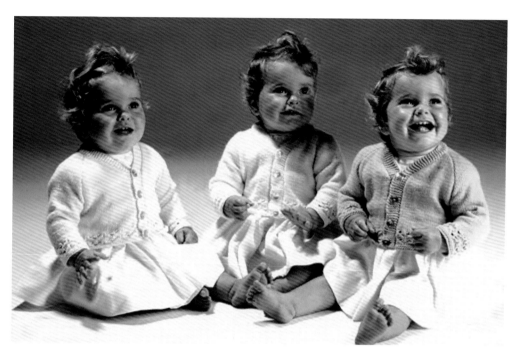

表5-3 根据每个周期植入胚胎数量计算3个IVF周期后累计婴儿安全出生率

女性年龄/岁	32		36		39	
植入策略	eSET	DET	eSET	DET	eSET	DET
安全出生率（%）	50.4	58.5*	40.5	47.4*	29.4	37.1*
足月生产率（%）	45.4	46.8	36.4	38.6	26.5	30.9*
单个婴儿出生率（%）	48.9*	40.2	39.3*	34.3	28.7	28.7
双胞胎出生率（%）	2.5	27.6*	2.3	23.4*	1.9	19.1*
残疾儿出生率/%（每1000个新生儿）	7.5	14.0*	6.0	10.5*	4.3	7.7*
围生期胎儿死亡率/%（每1000个胎儿）	5.0	10.6*	4.0	8.0*	2.9	5.8*

* 注 *p*=0.05

eSET = 选择植入单胚胎
DET = 植入双胚胎

（表源：Scotland et al, 2011）

败，医生可以将其他高质量的胚胎冷冻以备之后在自然周期内使用，就不需要从头再培养（排卵刺激和采集卵子）。然而，对于40周岁以上的妇女，植入1个胚胎通常无法达到怀孕的效果，因此虽然有双胞胎的风险（高出20倍）仍需植入2颗卵子。

第五步：黄体期和怀孕

在女性正常月经周期内的黄体期，黄体分泌的孕酮逐渐增加使子宫内膜达到接收受精胚胎的条件。传统IVF中刺激排卵产生的超生理血液激素会导致黄体期混乱，弱化子宫内膜接收胚胎的能力，因此可使用孕酮补充剂尽快植入胚胎，帮助其着床。孕酮补充一般通过阴道塞入药片、栓剂或凝胶剂，有时通过肠道（肌内注射）。但是，尚无研究证明一旦超声波检查确定怀孕，怀孕6周后继续使用孕酮有积极的作用。

虽然试管婴儿的过程非常复杂且具有局限性，但仍是比较有效的医学辅助生殖技术，可以达到正常夫妻的怀孕概率。即使是第一次尝试失败，后续尝试

卵巢过度刺激综合征

卵巢过度刺激综合征非常少见（约为1%），但如果发病会对患者带来严重的后果。排卵过度导致许多卵泡囊肿的并发症，在采集卵子后形成异常的液体堆积在体内，通常表现为腹胀，且下腹部伴有绞痛，恶心和体重增加。如果卵巢过度刺激轻微，腹部的不适感不会长时间持续，但也可能会发展到危险的程度：如果腹部（腹水）和肺部（胸腔积水）液体堆积严重，血液黏度高，急性肾功能衰竭，患者的病情可能迅速恶化，生命垂危。鉴于上述原因，在使用促性腺激素时医生必须密切关注患者情况，如果发现卵巢过度刺激的症状则立即停药。

的怀孕成功率很高，所以许多女性愿意在IVF3~6个周期后怀孕。另外，随着科技的不断进步，尤其是温和刺激排卵法

的发展，其带来的副作用越来越少，用药成本也有所下降。这是真正的医学革命，帮助不孕不育夫妇实现他们组建完整家庭的梦想。

患者对医学辅助生殖技术关心的问题

在IVF之前是否需要接受诊断性宫腹腔镜检查？

腹腔镜可用于检查盆腔异常，如输卵管膨胀（输卵管积水）、卵巢囊肿或严重的子宫内膜异位。如果前一次IVF失败，可能就需要宫腔镜检查。另一方面，如果已经确定不孕不育的原因（尤其是男性的原因），且无可疑的临床症状，超声波检查盆腔正常就不需要接受宫腔镜检查。

在IVF之前是否必须摘除子宫肌瘤？

子宫外壁的肌瘤（浆膜下）对生育力不会产生负面影响，如果症状明显应去除，而肌肉中的肌瘤（壁内）可能降低生育能力和增加流产的风险。现有

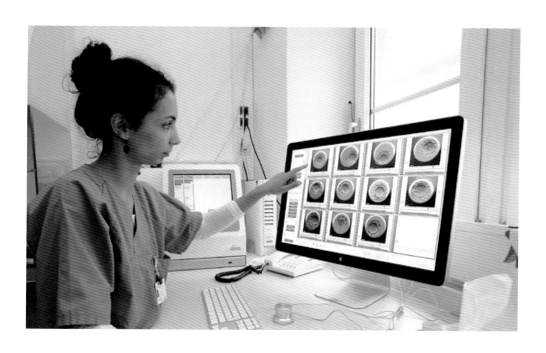

科学资料尚未证实去除肌瘤（肌瘤摘除术）后对辅助生殖的积极作用。一旦肌瘤隆起至宫腔内，为了提高怀孕的成功率，最好在IVF治疗前摘除，一般常用宫腔镜。

在IVF之前是否必须去除子宫内膜息肉？

专家分别对息肉去除前后对生育能力的影响进行了研究，且子宫内膜息肉切除术是一种风险较小的外科手术，因此建议在IVF之前去除子宫内膜息肉。

服用维生素补充剂能提高IVF的成功率吗？

在怀孕之前和期间服用叶酸可明显减少胎儿带有开放性神经缺陷的风险。至于其他维生素补充剂尚无充分的资料证明并推荐在IVF时服用。专家建议保持健康的饮食习惯即可。

多囊卵巢综合征患者在接受IVF之前需要服用二甲双胍吗？

目前医学上赞成多囊卵巢综合征患者服用二甲双胍，虽然这不一定能够提高试管婴儿的出生率，但可以明显降低患上卵巢过度刺激综合征的风险。

体外卵子成熟谁是受益者？

体外卵子成熟是较新的技术，是采集未成熟的卵子后在实验室培育成熟，在此过程中不需要使用促排卵药物，大大降低患上卵巢过度刺激综合征的风险。对卵巢刺激反应太弱或太强的女性，在接受传统IVF后反复失败或接受化疗的女性可以考虑这一方法。

辅助孵化是否能提高成功率？

孵化的目的是帮助胚胎脱离包膜植入子宫内壁。对于一些年龄较大的女性来说，这层膜变硬，胚胎较难植入。但是，关于该技术是否能提高出生率的有效信息很少，因此临床上并不经常推荐。

接受胚胎植入后应当休息吗？

英格兰国立卫生与临床研究院（NICE）建议告知患者，在接受胚胎植入后至少休息20分钟并不能提高成功率。近期又一项研究证实，在接受胚胎植入后静卧30分钟对IVF的成功率并无积极影响。相反，一些研究发现在接受生殖辅助技术治疗后，适度的身体活动是有益的，活跃女性的胚胎植入率和胎儿出生率明显高于久坐的女性。因此，无需要求女性在接受胚胎植入后静卧或减少身体活动，而是建议女性适度运动，且保持日常活动。

在胚胎植入期间性交会影响怀孕的概率吗？

与许多不孕不育夫妇的担心恰好相反，科学研究发现在胚胎植入期间性交不仅安全，而且有利于胚胎着床。虽然并无能够证明提高怀孕率的具体数据，但精液在女性体内有利于免疫反应，促进子宫内膜的接受能力和胚胎在子宫内的发育。因此，胚胎植入后鼓励夫妻性生活，但卵巢过度刺激或骨盆疼痛除外。

在植入胚胎后使用小剂量的阿司匹林能提高IVF的成功率吗？

小剂量的阿司匹林能够提高子宫内

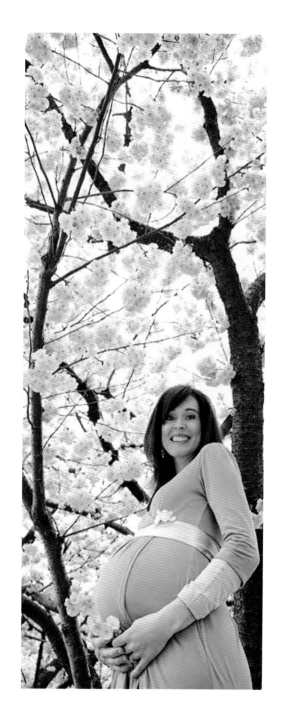

膜的接受能力，但也有研究数据表明，服用阿司匹林的妇女并不能提高出生率，因此并不建议服用。

针灸对IVF有利吗？

一些研究证明针灸对人体有着潜在的益处，如在采集卵子、胚胎植入和黄体阶段，但并无证据说明其有利于提高出生率。

IVF会增加患癌的风险吗？

有研究证明IVF中的激素疗法会引起乳腺、子宫和卵巢的癌变，但迄今为止尚无因此增加癌变的信息，因此可放心接受IVF治疗。

IVF会增加孩子带有先天性缺陷的风险吗？

一些专家的研究试图推翻这一说法。自然怀孕出生的孩子约有4%的患病率，有研究发现通过辅助生殖技术出生的孩子并未增加先天性缺陷的概率，也有报道称试管婴儿带有先天性缺陷的概率稍高（5%~8%），但证据显示患病的原因源于父母因素（如父母年龄偏大、患有慢性疾病、不孕不育）。采用ICSI的孩子因父母原因导致先天性缺陷的概率稍高，可能是由于尚无可靠的方式确定注入卵子的那个精子是否正常。换句话说，通过IVF或ICSI出生的绝大多数孩子非常健康。

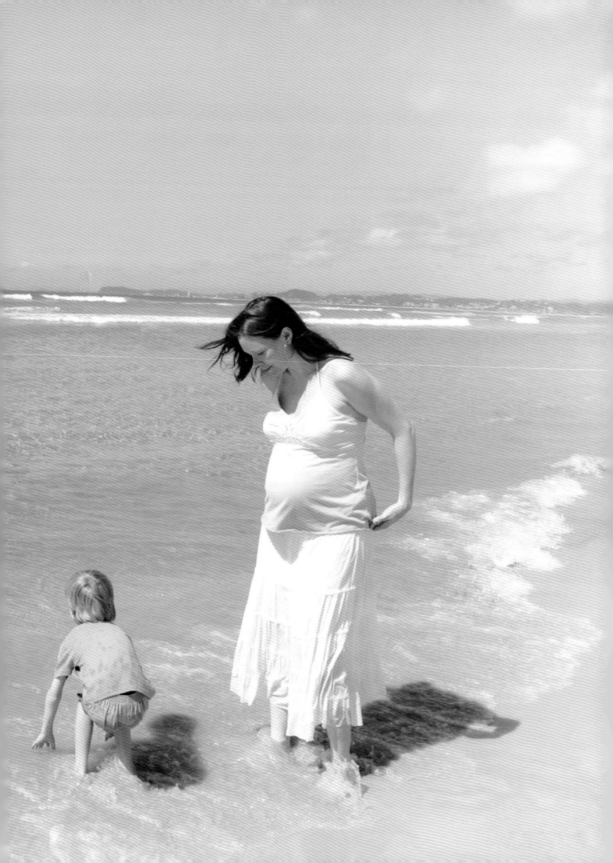

第六章

健康源于父母

未来是在准备着回到过去。

皮埃尔·达克（Pierre Dac，1893—1975）

怀孕是女人一生中的里程碑时刻，身体和心理都会经受着巨大的变化。怀孕不仅是怀着未出生的孩子，也是女人亲密体验生命奇迹的特权，在你的身体里住着一个小小的新生命，占据了你生命中重要的位置。当然怀孕是普遍的，也是"事物的规律"，但也是女人生命中的分水岭，意味着你造就了生命中最伟大成就：孩子。

怀孕对女人如此重要以至于有些孕期的女人感到有一些担心，想尽办法为宝宝的发育提供最好的条件，周围也从不缺少建议和忠告。在此我们并非要列出所有的建议，也并非要评定它们的优点。市面上有很多有关怀孕各个阶段的书，大多数的书中都有很多相关信息，能够帮助夫妻平静地怀孕生育，但我们认为，了解子宫环境对孩子发育以及孩子未来的健康的影响更是怀孕期间应该了解的内容，因为就像基因一样，健康也是可以遗传的。

母子融为一体

伴随胚胎在子宫着床一起发生的生理适应是怀孕过程最神奇的一部分。

未出生的婴儿不是简单附着于母体，而是母体的一部分，母体的所有因素都会影响到胎儿。胎盘是母子一体最具体的象征：是由母亲的子宫内膜及囊胚周围的细胞层（滋养层）形成，将母亲的血液传输至胎儿，为胎儿的发育提供必需的氧气和营养，同时也排出胎儿的粪便（图6-1）。母子之间这种独一无二的交流方式约在1.7亿年前进化，将母子关系上升为高度复杂的现象，同时母亲和胎儿的生理都发生巨大变化。

母子间这种亲密的关系又使胎儿变得非常脆弱，它的成长完全依赖于从母体血液中获得的营养，这也是孕期应特别注意的事项：因为会直接影响到胎儿，母亲的生活习惯对胎儿的影响不仅是孕期，而且会影响其一生和后代。记住孕妇的身体与环境会影响三代人：自

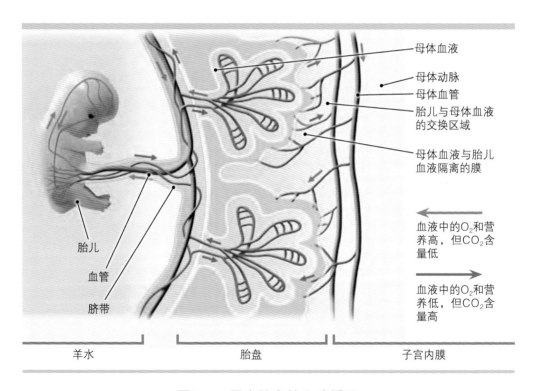

母体血液
母体动脉
母体血管
胎儿与母体血液的交换区域
母体血液与胎儿血液隔离的膜

血液中的O$_2$和营养高，但CO$_2$含量低

血液中的O$_2$和营养低，但CO$_2$含量高

胎儿
血管
脐带

羊水　　　　　胎盘　　　　　子宫内膜

图6-1　子宫胎盘的血液循环

亲密的母子关系

　　真兽类哺乳动物（有胎盘）的母体血液与胎儿的血液循环直接交流，为胎儿发育提供必要的氧气和营养。当我们想到一个极小的胚胎需要经过数百万次细胞分裂，从胚胎着床时的数个细胞发育成有数百万个细胞（约3.5kg）的新生儿，我们为人类生殖系统的高效、美丽和复杂感到震惊。

　　母体和孩子的亲密接触（血脉相连）对双方的生理都会产生巨大影响。例如，胎儿在父母亲细胞的基础上发育成一个具有相同蛋白组织的完整生命体。从免疫学角度讲，这种情况非常少见，因为父亲的抗原被母体的免疫系统认为是"入侵者"，类似器官移植的现象。母体的免疫系统是如何处理生物界这一神秘的现象的？似乎是T淋巴细胞（白细胞）能够通过胎盘积累减少免疫反

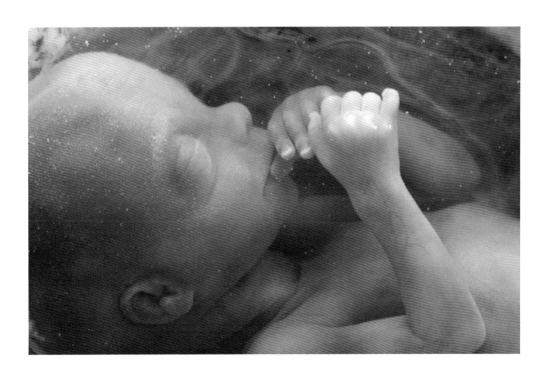

应。当母亲怀孕期间出现严重的并发症（如先兆子癫与淋巴功能异常有关）时就能证明淋巴调节功能的重要性。

事实上，母子之间的交流不是单向的。有研究证明胎儿的细胞移动至母体内，在怀孕结束后几十年内都可以在母亲的血液和骨骼中检测到，这种现象被称为"微嵌合"。我们还不太了解这一概念，但有人认为这种无差别的胚细胞对修复受损组织有重要作用。有趣的是，近期一项研究显示母亲大脑中存在胎儿细胞会降低母亲患上阿尔茨海默病的风险。

己、孩子、孙子，因为在胎儿发育期会形成生殖细胞（图6-2）。虽然刚开始你很难相信，但很可能你现在的健康状况直接与你的爷爷奶奶当年的生活方式有关。因此，孕期是你一生中最重要的阶段，不仅仅因为是胎儿的发育期，而且也因为其会对孩子的健康和幸福产生久远的影响，甚至是在他成年以后。

生殖遗传是一个复杂的过程

孕期人类的形成是人类进化的浓缩版，这9个月完成了人类40亿年的进化过程。人类胚胎的发育（包括骨骼、神经系统、人体器官）不是偶然发生的，每个阶段都需要几百万年逐渐进化，因为只有经过基因的选择，人类才能适应

环境中的困难。人类的进化过程可以清

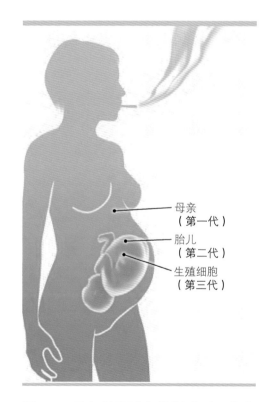

母亲
（第一代）

胎儿
（第二代）

生殖细胞
（第三代）

图6-2　孕妇的环境条件影响到三代人

楚地体现胚胎期的早期发育与距离我们遥远的动物物种非常相似，如鳟鱼、乌龟或鸡（图6-3）。因此我们应记住我们是经过长期选择的结果。人类进化过程中的基因选择可以在胎儿发育期体现，所以怀孕的目标是为基因的表现创造最佳条件，为它们提供所需的工具，帮助胎儿发育成有潜力的人。

健康饮食

除了生育能力外，孕妇的饮食因素也是影响胎儿发育最重要的因素。首先是所需营养的数量。常言道"一个人吃两个人的"，这样胎儿才不会缺乏营养。这是人们的正常看法，但我们应该明白胎儿发育所需的能量很低，尤其

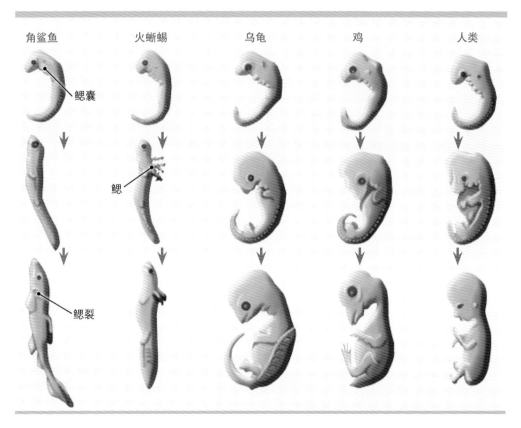

角鲨鱼　　火蜥蜴　　乌龟　　鸡　　人类

鳃囊

鳃

鳃裂

图6-3　各种脊椎动物胚胎在不同阶段的发育

是早期妊娠阶段。一般情况下，热量增加10%~15%或大约200卡路里（1卡=4.184焦耳），相当于3个苹果或一份坚果）就足够胎儿发育所需了，这些必要的营养（维生素、矿物质、蛋白质和脂肪）主要用于细胞增殖和身体结构的发育，以便胎儿健康出生（图6-4）。尽管在如今食物极端丰富的情况下，很容易通过东吃一口西吃一口来获得额外的热量，但实际更重要的是尽量"吃得2倍好"，让我们吃进去的多余食物首先为胎儿的发育提供必要的营养，其次支持母体生理变化所需的营养。

在日常生活中，我们很难（并非不可能）精确确定我们摄入的热量和营养，但我们可以通过以下三大原则解决这个问题。

1. 多吃植物性食物（水果、蔬菜、豆类等），避免高热量但营养低的食物（薯片、糖、软饮料、垃圾食品），这样我们增加的食物自然就能够满足胎儿发育所需的营养。

2. 对于无法正常进食的孕妇，如因为恶心，可服用维生素补充剂来避免营养失调，确保充足的维生素和矿物质。

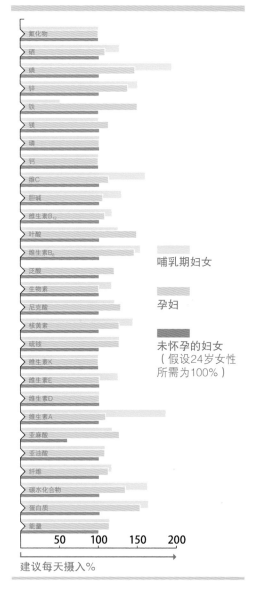

哺乳期妇女

孕妇

未怀孕的妇女
（假设24岁女性所需为100%）

建议每天摄入%

（来源：Brown，2010）

图6-4　营养需求：哺乳期妇女、孕妇、未怀孕的妇女

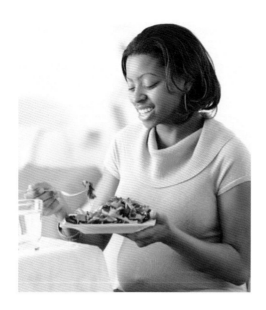

表6-1　孕期根据母体各项
指标建议增重

体重指数（BMI）	增加总重	
	kg	磅
偏轻 （BMI＜18.5）	13～18	28～40
正常 （BMI：18.5~24.9）	11～16	25～35
偏重 （BMI：25~29.9）	7～11	15～25
肥胖 （BMI≥30）	5～9	11～20

（来源：Brown，2010）

表6-2　孕期体重平均分布参数

体重		
kg	磅	
3.4	7.5	婴儿平均体重
3.2	7	额外储存的蛋白质、脂肪及其他营养
1.8	4	额外的血量
1.8	4	其他液体
0.9	2	乳房增大
0.9	2	子宫增大
0.9	2	羊水
0.7	1.5	胎盘

（来源：Brown，2010）

即使没有健康问题，大多数医生也会建议你服用这些补充剂，因为接受建议的孕妇中只有一小部分（25%）能吃到充足的植物性食物。

　　3. 确定是否摄入足够的热量最简单的方式就是测量孕期体重。平均孕期体重增加值的25%是胎儿的重量，50%是生理变化所需（血容量、子宫、胎盘等），另外25%用于能量储备（表6-2）。对于孕初期体重正常的女性（BMI约为25），建议孕期增重11~16kg，但对于孕初期体重超标的女性（体内已经存储额外的能量）应在孕期控制，尤其是肥胖人群（表6-1）。

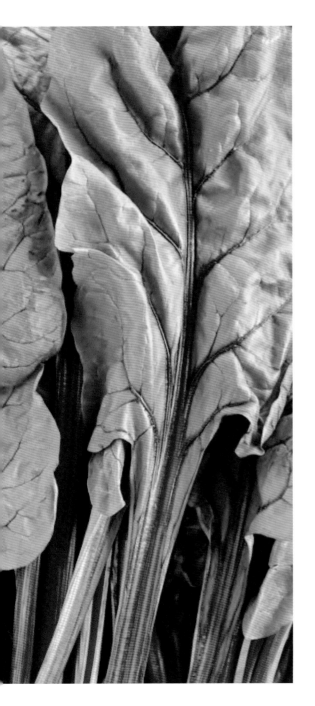

孕妇的理想饮食其实并不复杂，通过健康的食物中获得热量就可以了，如营养价值高的食物，避免无营养价值的热量，防止过多摄入能量却无法提供胎儿发育所需的营养，但在此原则的基础上还必须考虑以下两点。

摄入充足的叶酸

叶酸是一种在胚细胞增殖中起到重要作用的维生素（B_9），在胎儿形成的第一个月，当神经管发育成孩子的神经系统时尤其重要，胚细胞此时快速分裂（约每5个小时数量成倍增加）；因此需要大量的叶酸（是怀孕前的5~10倍）。叶酸在一些水果、蔬菜（菠菜、芦笋、西兰花、橙子）和加强粉（谷类、意大利面）中的含量较高，但保证胎儿吸收足够叶酸最简单的方法是每天服用0.4mg的叶酸补充剂（合成叶酸）。对于无人身风险的女性可以在怀孕前3个月、整个孕期及产后（4~6周）哺乳期服用含有叶酸（0.4~1mg）的多种营养补充剂。

对于因各种健康问题（癫痫、胰岛素依赖型糖尿病、肥胖、家族神经管异常、锡克人等特定族群）导致风险较高的女性，建议多吃富含叶酸的食物和含有叶酸（5mg）的多种营养补充剂，时间应从怀孕前3个月开始直至怀孕后10~12周，之后开始服用标准的多种营养补充剂（叶酸含量为0.4~1mg）。

摄入充足的叶酸可以防止脊椎裂（脊椎外的脊髓突出）等神经管畸形和先天无脑畸形（无脑症）。无脑畸形儿一般在子宫中或出生不久就会死亡，而脊椎裂的婴儿可以存活，但常伴有生理缺陷。为了防止畸形发生，近期研究建议孕妇在早期妊娠阶段摄入充足的叶酸（每天0.6mg），从而大幅降低（40%）胎儿患上自闭症的风险。然而，我们应注意的是神经管畸形出现在早期（怀孕的第3~4周），通常孕妇并不知道自己怀孕。因此，当夫妻计划怀孕时，建议从停止避孕或几个月之前开始服用叶酸，否则就应摄入富含叶酸的食物，可有效防止此类畸形出现。

Omega-3脂肪酸

Omega-3脂肪酸是一种我们身体必要却自身无法提供的脂肪，因此必须通过饮食摄入。主要分为两类：植物（主要指亚麻籽和坚果（特别是核桃）等）中的短链Omega-3和动物中的长链Omega-3，主要源于多脂鱼和海藻。许多研究发现，长链Omega-3在人体系统功能中起到重要作用，是孕期大脑和视网膜发育必不可少的物质。然而，现代西方饮食中严重缺乏Omega-3脂肪酸，且大多数孕妇血浓度中二十二碳六烯酸（DHA）和二十碳五烯酸（EPA）低于推荐水平，但近期研究认为这两种物质的缺乏可通过每周吃2次三文鱼来补充。

远离有毒物质

除了必要的营养外，胎儿的发育还需要健康的环境，远离影响胚细胞增殖和身体机能发育的有毒物质。虽然我们无法彻底根除我们生存环境中的污染物，但至少可以减少其损害。

戒烟

吸烟被认为是导致低体重儿（20%~30%）的主要原因，是造成低出生率风险及成年后患慢性疾病风险的主要因素

（见下文）。孕妇吸烟容易引起胎儿带有心血管、呼吸和肌肉骨骼系统的缺陷，孕期吸烟的母亲也容易导致孩子出现行为异常、注意力缺陷、学习成绩差。虽然所有女性都了解吸烟对自己和胎儿的健康有害，但只有一半的女性烟民在怀孕期间戒烟。尼古丁是一种高度致瘾的物质，一些吸食尼古丁的人容易引起基因结构变异，对其影响非常敏

感。尽管尚无戒烟的有效方案，但仍有一些工具可以帮助想戒烟的女性：尼古丁替代品、支持戒烟的团体、与吸烟斗争的网站或是一些兴趣活动，但最大的动力仍是自己戒烟的决心。迄今为止所有研究都证明，戒烟会对孩子的生活产生积极（无论短期还是长期）的影响。

戒酒

酒精很容易进入母体的胎盘，影响胎儿的器官发育，因为胎儿的肾脏尚未发育完全，无法像成人那样有效分解酒精，如果量大很可能引起胎儿酒精综合征。有数据显示每1 000个胎儿中有3个会患上这种疾病，具体症状为生长萎缩、身体畸形、大脑严重受损导致发育迟缓和学习困难。在北美国家，胎儿酒精综合征是认知功能损害的主要因素之一，唐氏综合征（先天愚型）也是如此。

尚无证据表明孕期饮用少量的酒精能够被身体分解，迄今为止大多数研究证明，每天喝一杯以上的酒对胎儿的神经系统发育会产生不良影响。且据报道，即使是较少量的饮酒也会产生不良

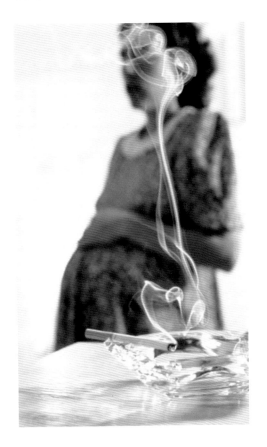

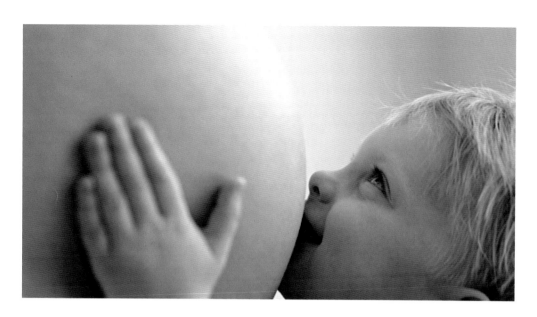

影响，即使是非常少的量也是如此。因此，与香烟一样，酒也是希望孩子发育健康的孕妇的禁忌之一。

远离饮食毒素

女性在孕期免疫系统功能稍有下降以便为胎儿在体内的发育提供条件，但另一方面对抗感染的能力下降，这也是建议孕妇远离含有病菌食物的原因，特别是生肉、生鱼片、原奶芝士和未灭菌的果汁。这些病菌可能造成严重的后果，尤其是李氏杆菌病（单核细胞增多性李斯特菌）会引起胎儿早产，有时是死胎。然而，我们不仅要注意食物中的细菌，而且食物中的防腐剂也会对胎儿的健康造成不良影响。例如，许多肉制品中含有大量的亚硝酸盐和硝酸盐，经过身体的新陈代谢转化为亚硝胺附着在DNA上，引起基因突变，增加患癌的风险。有报道显示，孕期摄入大量含有防腐剂食物的孕妇会提高胎儿患上脑瘤的风险。

为胎儿计划

孕妇的生活习惯不仅对胎儿的健康产生短期的影响，而且会增加胎儿患慢性病的风险，长期影响孩子的健康直至成年。例如，第二次世界大战期间荷兰的饥荒（"饥饿的冬天"），从1944年11月至1945年2月，400多万荷兰人面临严重的饥荒，每天摄入的热量不足1 000卡路里（1卡=4.184焦耳），在一些地方甚至更少，而在此期间怀孕的女性由于缺乏食物给胎儿造成了严重的影响。其中一个表现是低体重儿。当胎儿在子宫内缺乏营养时，就会将仅有的营养用于主要器官如大脑的发育，通常造成对骨骼和下肢发育的影响。然而之后有研究发现这些胎儿更容易在成年期患上肥胖症、心血管疾病（导致死亡率比孕期营养充足的孕妇的孩子高得多）。这又如何解释呢？

现在我们知道，可通过母亲的生活环境"计划"胎儿的发育。换句话说，与新陈代谢有关的基因受到胎儿发育信息的调控。在饥饿状态下，荷兰孩子在发育期缺乏营养导致一些基因能够具备自身存储能量的能力。但是，如果胎儿出生后外部条件发生改变，荷兰在第二次世界大战末期食物非常充足，这种适应力就成了一把双刃剑。孕期基因形成的从食物中吸取能量的能力造成体重快速增加，同时增加肥胖及患上相关疾病（如心脏病、2型糖尿病）的风险。"成年基本源于胎儿期"说明胎儿在妈妈肚子里不单单是被动成长的"乘客"，而是具有适应环境的能力，它几乎可以准确"读懂"外界条件，以便一出生就能立即适应，提高自己存活的概率。

两代人的健康

长久以来，我们明白遗传是一个复杂的现象，是遗传基因和后天文化背景综合的产物。例如，同卵双胞胎的基因相同，但孩子长大后的性格、兴趣爱好和能力可能完全不同，尤其是出生后不久就分开的双胞胎。天生与后天的这种融合是人类身份的签名，从而使每个人有着独特的个性，也反映出社会环境、兴趣和后天能力对我们的影响。

胎儿对母亲生活习惯产生较强的适应力说明孕期也是影响个性塑造的另一个因素。严格来说，这种影响并非基因或文化，而是后生的，意思是两者结合的产物，即环境微妙地塑造着基因，从而提高其对环境的适应能力（见下

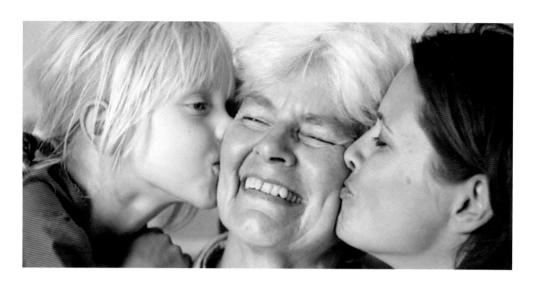

表）。这也是孕期母亲的生活习惯会对孩子健康造成长期影响的原因。母亲通过对胎儿的基因调控对孩子的一生产生不可磨灭的影响。

胎儿发育期间如果因为受到"攻击"而发生表观遗传修饰，将会产生不良影响，营养不良不仅仅改变了胎儿的基因：一些因素（如慢性压力、吸烟、酗酒、胎盘循环异常）在后天修饰时仍会对孩子的健康造成长期的影响（图6–5）。大多数情况下，这种对胎儿的"攻击"阻碍了胎儿的发育，容易导致低体重儿，削弱某些器官（如胰腺、肾脏、脂肪组织）的发育和新陈代谢。除了增加高血压等慢性疾病的风险外，胎儿的发育异常还会导致孩子激素失调，妨碍身体新陈代谢，导致肥胖和2型糖尿病。

子宫内环境和孩子后天生长环境出现较大差异时就会导致上述问题。例如，出生在穷苦国家的孩子出生后被送至食物丰富的国家抚养，或是经济转型期国家生活的孩子被送至西方饮食习惯（尤其是垃圾食品）的国家，即胎儿期与后天的环境大相径庭，会导致孩子患上这些疾病的风险加大。

但是，不要错误地认为这些问题只在贫穷或处于经济转型期的国家出现。事实上，在包括加拿大在内的大多数发达国家，低体重儿（2.5kg以下）的比率在近些年有所增加，现已经超过

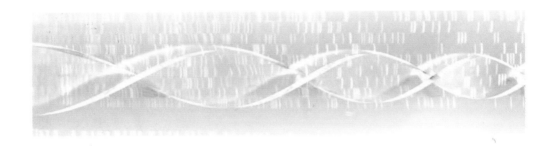

基因印迹

　　DNA是非常稳定的结构，只有随着时间慢慢发生变化。例如，大约5 000年前的基因突变使游牧社会的人类有能力消化牛奶。据估计这些人群的这种基因变化花了近1 000年（即使在今天仍有75％的人类缺乏这种突变的基因）。基因的惰性导致其适应变化需要较长的时间，而几乎不可能对突发状况作出快速反应。为了应付这一局限性，自然赋予细胞迅速反应的机制，外界环境的信号作为阻断器用于激活或抑制人体DNA的表现。例如，在DNA中加入或去除一些化学物质可以改变DNA的紧实度，从而促进或抑制一些基因的表现。当DNA解聚，就为基因转录提供了足够的空间；相反，DNA紧密缠绕时就被抑制。正是这个常见的基因机制，影响父母的因素可在不需要DNA序列突变的情况下就被快速传递给下一代。

　　正如上文所说，父母的生活习惯，特别是压力和饮食习惯会以遗传的方式影响胎儿。例如，承受较大压力的母亲皮质醇（压力激素）水平较高，且会通过胎盘传给胎儿，胎儿体内皮质醇的异常增高会使下丘脑–脑垂体–肾上腺轴的相关基因造成变化，造成低体重儿，并增加成年后孩子患高血压和焦虑症的风险。

新生儿的6％（图6-6）。由于低体重儿是导致后期慢性疾病（特别是心血管疾病和2型糖尿病）的主要因素之一（表6-3），因此孕妇应注意自己的生活习

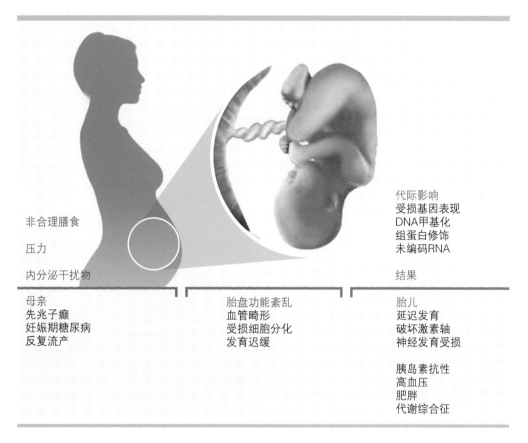

非合理膳食

压力

内分泌干扰物

代际影响
受损基因表现
DNA甲基化
组蛋白修饰
未编码RNA

结果

母亲
先兆子癫
妊娠期糖尿病
反复流产

胎盘功能紊乱
血管畸形
受损细胞分化
发育迟缓

胎儿
延迟发育
破坏激素轴
神经发育受损

胰岛素抗性
高血压
肥胖
代谢综合征

图6-5　胎儿表观遗传修饰的影响因素

惯，为胎儿的发育提供有利条件，便于孩子健康出生和成长。

　　虽然营养不足和烟酒等有毒物质会对胎儿造成伤害，但并不意味着走向另一个极端，为胎儿提供过高的热量。俗话说，"太多与太少的伤害是一样的"。事实上，有研究证明过量食物也

会造成"胎儿负担"，对孩子的发育和成年后的健康产生不良影响。例如，孕妇吃得太多和过度肥胖导致血糖和胰岛素水平过高，这种异常环境会给胎儿留下"代谢问题"。为了应对母体血液内的高血糖进入胎盘，胎儿的胰腺必须分泌大量的胰岛素，这种早期的血胰岛素

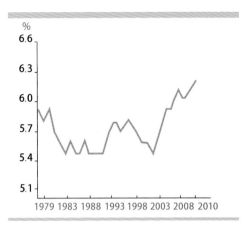

（来源：加拿大统计署，2012）

图6-6 加拿大低体重儿的出生
比例（1984—2010）

表6-3 低体重儿：孩子成年后
可能导致的一些疾病

- 高血压
- 2型糖尿病
- 肥胖症、代谢综合征
- 冠心病
- 卒中
- 骨质疏松症
- 抑郁症、精神疾病（如精神分裂症）
- 认知性缺失
- 慢性肾功能衰竭
- 生殖反应受损导致疾病
- 自身免疫系统受损导致疾病
- 预期寿命减短

育，容易导致胎儿以后饮食和代谢不规律。母亲对胎儿的这种影响即使是没有出现肥胖和糖尿病也会有。例如，一项研究发现饮食质量低（饮食中含有太多饱和脂肪酸、缺乏纤维和必要的营养）的孕妇患上血糖高和胰岛素水平高的风险大，结果

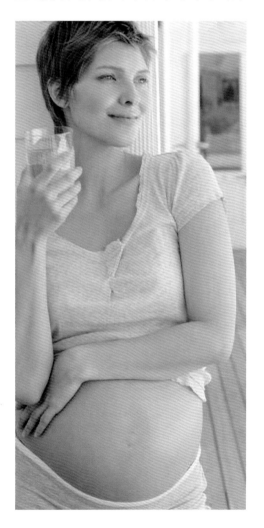

增多会大幅提高孩子成年后患肥胖症和糖尿病的风险。代谢和激素失调导致的肥胖和母亲糖尿病还会影响胎儿神经环路（与食欲控制和饱腹感有关）的发

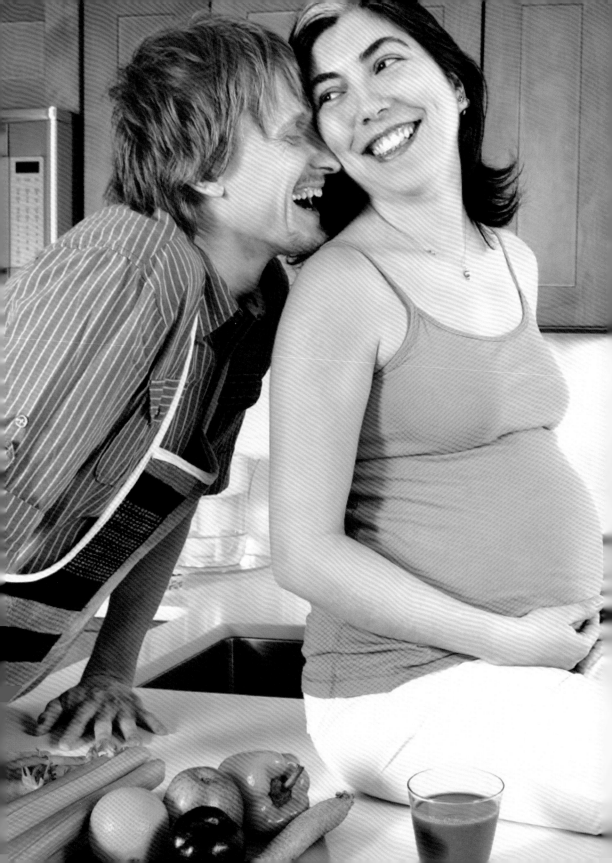

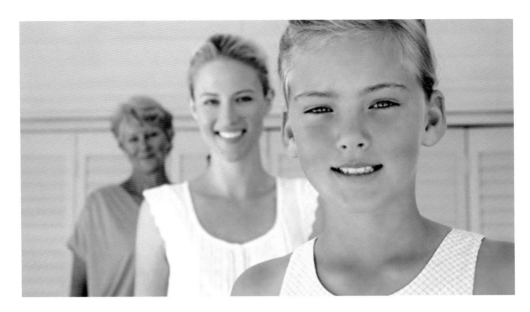

导致胎儿带有致糖尿病因素。且由于母亲吃太多垃圾食品后，孩子的大脑对这些食品的"容忍度"较高，因此孩子以后更倾向于吃此类食物才有满足感。

从很多方面讲，肥胖和超重和营养不足一样都会对孩子的健康产生影响，更不必说孕期母亲体重超标会大幅增加患孕期并发症（特别是高血压、妊娠糖尿病）和分娩并发症（剖宫产、产后大出血）的风险。因此，对于想要孩子的女性来说，在怀孕前和孕中保持良好的饮食习惯和正常的体重是非常重要的。

母亲孕期的饮食习惯对胎儿的影响较容易理解，但有研究发现父亲的饮食习惯也会影响新生儿。父亲常食用高脂肪的食物造成女儿患上糖分不耐症，且失去分泌胰岛素的能力，这与胰细胞中的一些基因特征发生较大变化有关。同样，父亲缺乏蛋白质的饮食习惯会导致与脂肪和胆固醇代谢有关的一些基因出现异常。因此，为了孩子的健康，男性也应该养成健康饮食的习惯。

对孙子辈的影响

上文已经提到，孕期的条件不只影响胎儿的健康，而且影响他们的后代。表观遗传修饰认为饮食过多或过少、压力或烟酒等有毒物质会影响胎儿的生殖细胞，进入其基因细胞中，影响至数十年后。因此，孩子的健康不只是"良好基因"的问题，而且还包括怀孕期间各种环境的影响。例如，一个出生时低体重的女孩成年后肥胖的风险更高，因为在胎儿期其代谢遭到破坏。当女孩成年后怀孕时会触发代谢功能紊乱（如胰岛素抗性和高血糖症），又会影响胎儿的代谢问题，其成年后容易患上各种代谢疾病（图6-7）。奶奶在孕期经历营养不足是导致孙子健康出现问题的主要因素。这种代际表观遗传说明了一些经济贫困的家族成员寿命不长的原因，甚至即使没有基因问题也容易患上癌症和心脏病等严重疾病。幸运的是，表观遗传修饰是可逆的，只要父母在孕期保持健康的生活习惯就可调整代谢失衡的状况，让胎儿远离有毒物质的环境，让胎儿明白它所处的环境中食物不缺乏但也不十分充足。心理学家认为所有事情都是在4岁以前决定的，这也可以证明一个人的健康取决于出生之前的环境。

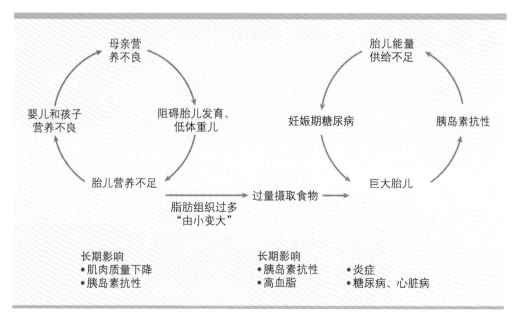

图6-7　代际遗传和胎儿计划

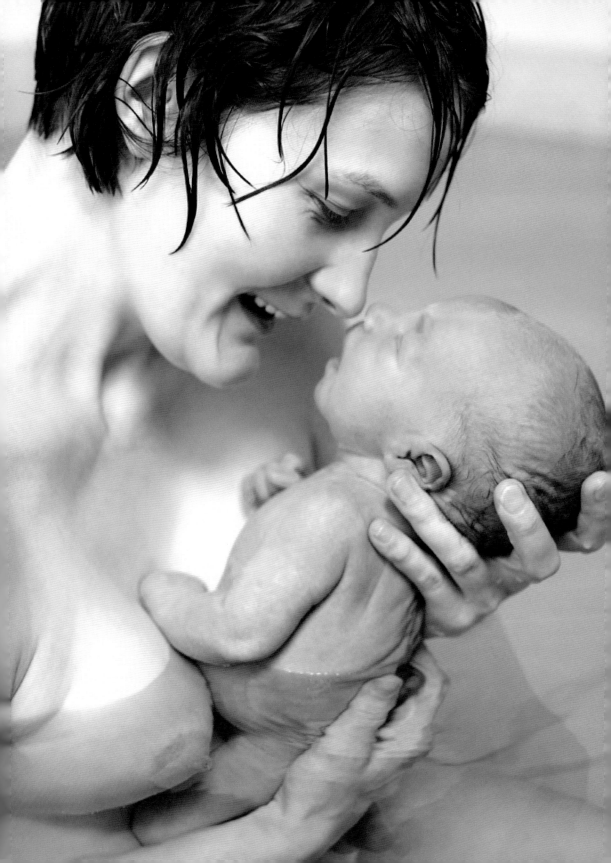

第七章

产前筛查和诊断检查

一艘没有帆的大船
我看见你爬上了船
将在夜空下启航
我的孩子，我的兄弟
你们将在夜空下启航

吉勒·维尼奥特（Gilles Vigneault，1928—　　）

　　胚胎发育最迷人的是一颗受精卵可以自己发育成一个包含上千万不同细胞的人，这一神奇的复杂过程还有很多秘密不为我们所知，但我们至少知道这取决于父母亲染色体的基因信息，这些染色体上有2~3万基因精确排序重新组成一个新生命。为了健康发育，胎儿首先必须确保受精卵中基因物质的完整性，并且控制好这些基因组合形成身体的各个部位。

　　如此复杂的过程当然并不完美：各个阶段中的一个或其他环节出现问题就不可避免地对胚胎的发育造成影响，甚至引起严重的胎儿畸形。因此，现代医学面临的挑战是尽早发现异常，以便父母可以再次确认孩子的健康状况。如果是不好的消息，他们可以根据所有的信息决定是否终止妊娠。

产前筛查或诊断性检查

　　机遇是生命本身的一部分，我们有

天性去预测未来的事情，怀孕就是寻找不确定的未来的一个很好的例子。在每个年代，不管是否想要孩子，女性都想要尽快知道是否怀孕，这种好奇心使她们想尽早接受可靠的孕期检查。随着医学的进步，如今我们不仅能在早期确定胎儿的存在，而且还能确定孩子是否健康或是发现可能危害到健康的风险。

众所周知，产前筛查源于产前诊断，发展了羊膜穿刺术。首先，区别筛查与诊断两个概念非常重要。产前筛查是一种非侵入式医学检查，整个过程对胎儿无害，如超声波检查和孕妇血液检查，通过筛查期间的所有数据来统计风险——胎儿是否存在严重异常的可能性。然而筛查从不对胎儿的健康状况提供绝对的保障，大部分是需要进一步检查的。

关于胎儿细胞染色体数量的问题需要进一步检查来获得明确的答案。例如，产前诊断。现阶段产前诊断包含两种侵入式技术，羊膜穿刺术（通过一根针取出含有胎儿细胞的羊水样本进行检查），或滋养层活组织检查（绒毛样本检查）（胎盘细胞/绒毛细胞能够直接反应胎儿染色体的组成）。这两种方法都可以详细分析胎儿细胞内的染色体，确定诊断结果。

这两者属于侵入式检查，存在引起流产的风险（1%），产前筛查正是为了降低这种风险而发展起来的。首先通过产前筛查在很大程度上确信胎儿是正常的，有效降低进行风险检查的次数，而只对风险较高的女性进行检查（图7-1）。

第11~14周的孕早期筛查

早在怀孕后第11~14周就可以检查出胎儿一些发育异常情况。

染色体数目异常（异倍性）

在受精期间，精子细胞头部的23对染色体与卵子的23对染色体形成一个"双倍体"细胞，各自染色体加倍，但是在形成生殖细胞时有时会发生缺陷，卵子与精子可能包含额外倍数的染色体。如果这些细胞中的一个或数个参与了受精，那么胚胎中（从一开始）将包含太多染色体，这种染色体倍性并不是

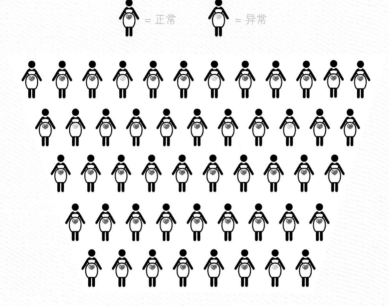

筛查
非侵入技术
低成本技术
风险评估
如果风险高需要确诊

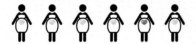

诊断检查
侵入式检查（羊膜穿刺术、绒毛样本检测）
费用昂贵
确诊（有或无）
流产风险（1%）

图7-1 产前筛查

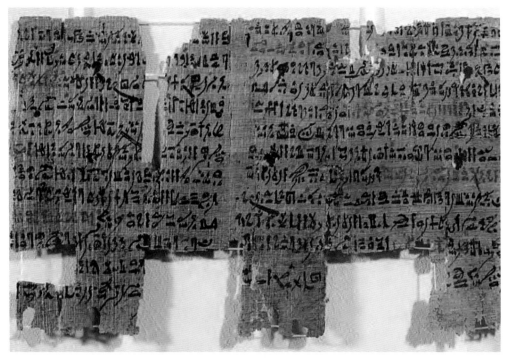

↗ 医用纸草书源于埃及18王朝（1500 BCE），类似于柏林的纸草书。

奈费尔提蒂的怀孕测试

　　古埃及法老被认为是那个时代的建筑天才，在医学上的造诣也很深。根据中王国时期（2033~1786 BCE）纸草书的记载，古埃及妇女通常将自己的尿液滴在大麦或双粒小麦（麦子的一种）上，分别装在一个帆布袋里。如果大麦和小麦几天后都发芽了就说明女性怀孕，将会生孩子。我们可能感到这种方法可笑，但事实上古埃及人的确发明了人类的第一种怀孕测试方法。1963年，一项严格的科学分析证明，70％的孕妇尿液能够刺激谷物发芽，而未怀孕的女性尿液则不能。很明显孕期女性尿液中的大量激素类似植物生长激素的作用，促进植物的生长。

好现象，被称为"异倍性"（源于古希腊语的"不好"）。大多数情况下，异倍性会导致胎儿无法发育或第10周前自然流产（50%的流产由染色体异常引起）。另一方面，一些异倍性的胎儿是可以存活的，但带有严重的生理缺陷。因此，检查出这些异常可以为夫妻提供一些信息，以便他们决定是否需要终止妊娠。

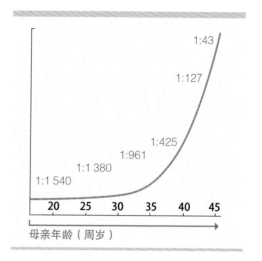

图7-2 不同年龄段母亲孕有唐氏综合征孩子的出生率

唐氏综合征

该病是由21号染色体异常引起的，是最常见也是可生育的染色体畸形，每700个新生儿中就有1个患有该病，且父母年龄（特别是母亲）越大患上该病的概率越高（图7-2）。25周岁孕妇的胎儿患上该病的概率为1:1 380，而45周岁孕妇的胎儿患病率为1:43。这些患儿有明显的五官异常（脸部扁平、扁鼻子、脖子短、耳朵圆等）；并且有不同程度的发育迟缓和多种身体缺陷（心脏、肠道、肛门畸形等）。

18三体综合征

又名"爱德华兹综合征"，是排名第二的染色体畸变，发病率约为1:7 000，绝大多数（95%）在子宫内死亡。我们对此原因知之甚少，但女孩的成活率更高说明患有18三体综合征的女孩至少出生时占有优势。这种疾病除了第18对染色体出现畸形外，还会出现身体缺陷和严重的精神障碍，近90%的患者会在1周岁以前死亡。目前，医学上对该病的处理仅限于关爱和安慰，因为即使是手术可以矫正身体缺陷，但仍有严重的精神问题无法解决。

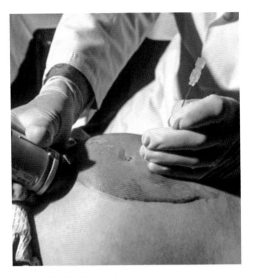

羊膜穿刺术

羊膜穿刺术是一种最初（约在1880年前后）用于矫正羊水过多（表现为孕妇子宫内羊水过多）的技术手段，直到20世纪60年代末研究者发现羊水中存在一定数量的染色体且有一些染色体异常（第21对染色体），与唐氏综合征有关，从此将其用于产前诊断。羊膜穿刺术是通过无菌程序从孕妇子宫中抽取羊水样本（约20ml），其中就带有胎儿细胞，将其培养5~10天促进细胞增殖，就可以研究胎儿的染色体。

13三体综合征

又名"帕韬综合征"，会引起人体器官多处畸形，是较为罕见的染色体畸形，发病率为1∶10 000。尽管大多数13三体综合征患儿在孕期就死亡，但仍有一小部分伴有严重的残疾出生，但出生的孩子中有近80%在出生后1个月内死亡，仅有5%的患儿可以活到3岁。这些孩子的主要症状包括精神性迟缓、抽搐和饮食困难。

90%以上的染色体异倍性（如唐氏综合征、18三体综合征和13三体综合征）都可以在孕后第11~14周通过胎儿的颈部透明带（胎儿脖子底下的液体，可通过超声波检测）和母体血液中的两种源于胎盘的蛋白质β hCG和蛋白质A（PAPP-A）的游离分数含量检出。产前的染色体异倍性筛查可以在孕后第9~10周通过母体的血液更早检出，之后第12周对胎儿进行超声波检查，或对胎儿的鼻骨、面角、静脉血流（腹部中的脐静脉）及胎儿的三尖瓣进行超声波检测。通过上述项目的综合检查，96%的唐氏综合征可以检出，只有2.5%的孕妇被建议进行羊膜穿刺术进行诊断。

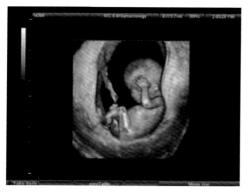

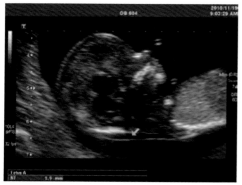

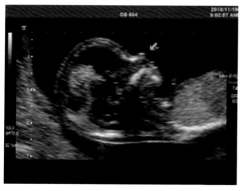

↗第12周的胎儿3D超声波图像
↗颈部透明带
↗鼻骨

可见，大多数的三体综合征可在孕后第11周检出，检查手段综合母亲特

征、超声波检测和母亲血液检查，但产前检查并不限于这些。在第11~14周还需接受确认胎儿是否畸形及一些并发症的检查，如早期流产、胎儿死亡、早产、子痫前期、妊娠糖尿病、宫内发育迟缓和巨大胎儿症。

结构性胎儿畸形

随着影像技术的进步，目前早在第11~14周就可以通过超声波检测到绝大多数严重的结构性（身体的）畸形，尤其是先天无脑畸形、腹壁缺陷、脊柱（脊柱裂）和四肢、膈疝等，还有85%~95%的心脏缺陷也可通过心脏检查、胎儿颈部透明带、静脉血流和三尖瓣在早期检出。

流产和宫内死胎

尽管产前筛查可在第一孕期确定胎儿的发育情况，但1%的孕妇在第14~21周发生流产，0.4%在第20周后胎死宫内。这些并发症有时可通过胎儿的颈部透明带、静脉管血流、母体血液中PAPP-A浓度低等方式检出。与流产无法避免不同，胎死宫内常发生在第三孕

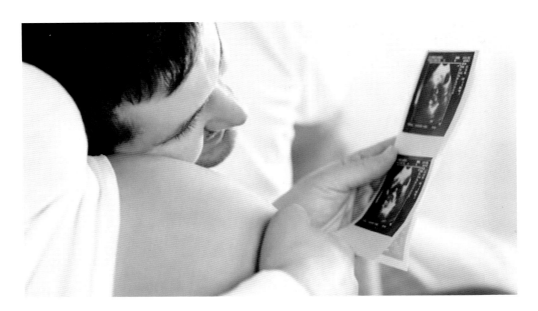

期，但可以在第一孕期通过筛查发现宫内死胎的风险，提醒孕妇特别注意胎儿的生长和发育情况，跟踪监测确定最佳分娩时间，从而避免胎死宫内。

子癫前期和妊娠期综合征

原名"妊娠毒血症"，现名"子癫前期"，指孕妇在第20周—孕期结束期间血压突然升高，伴有蛋白尿。子癫前期会影响2%~5%的孕妇，常在第34周前发病，发病率为1:250。如果不能及时查出可能会导致严重的并发症，引起早产甚至胎儿或孕妇死亡，有时候引产是唯一的方法。因此，早

期筛查非常有用，尤其是有些症状可通过口服小剂量的阿司匹林（一般在第16周之前，最佳时间为怀孕第12周）加以避免或延迟病变。85%~95%的子癫前期在第3~4周发病，因此在第一孕期（第11~14周），结合母亲的身体条件，如动脉血压、PAPP-A浓度、子宫动脉搏动指数（可通过多普勒超声波检查），就可查出。

宫内发育迟缓

宫内发育迟缓（IUGR）的胎儿容易出现不健全或死胎，但如果在怀孕早期通过筛查发现便可降低发病的风

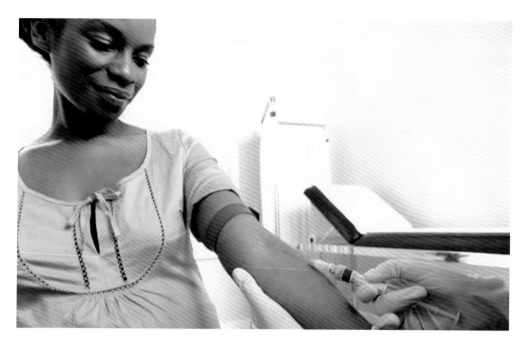

险。对于高风险孕妇，应对胎儿发育和生长加强监测，并关注胎儿的适应力，及时计划分娩时间。因此，目前医学上采用风险预测计算法评估IUGR的可能性。综合母体身体条件，包括平均动脉血压、子宫动脉多普勒超声波，源于胎盘循环血液的蛋白质分析，约有75%的IUGR可以通过检查及时发现，但子癫前期引起的症状除外。

第一孕期产前筛查的理由

随着产前筛查技术的不断进步，早在怀孕最初几周就能查出绝大多数的畸形或异常现象。在第一孕期（第11~14周）只需要进行一次高质量的产前筛查，几乎所有的孕妇都可以被分为低风险或高风险，大多数孕妇在看到检查结果后是快乐的。

如果是临床操作，第一孕期的筛查在实际操作中可能会有所不同，被确认属于低风险的孕妇只需要接受正常的产检，而高风险的孕妇则需要多学科综合医疗小组密切监控。因此，胎儿医学基金会提出的早孕期筛查金字塔，也可以是倒过来的（图7-3）。

也有一些不同的筛查项目，如魁北

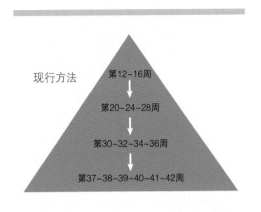

现行方法

第12~16周

第20~24~28周

第30~32~34~36周

第37~38~39~40~41~42周

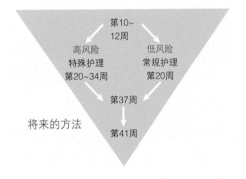

第10~12周

高风险
特殊护理
第20~34周

低风险
常规护理
第20周

第37周

将来的方法

第41周

目前，产前去医院检查的频率是随着怀孕时间逐渐增加的，至最后1个月达到高峰（金字塔顶），经过第一孕期的筛查后，只有被认为是高风险的孕妇需要在前37周内定期接受专家的检查（金字塔底）。

图7-3　产前检查的金字塔

克省公共组织进行的血清集成测试。这是最基本的项目，目前仅限于针对唐氏综合征。该测试需要分2次进行（2次血液检验，第一次在第10~14周，另一次在第14~17周），而检查结果更晚，一般是在第18周。该检查不需要在第一孕期进行超声波检查，不需要早期对胎儿的身体畸形筛查，也不需要在孕期对其他不良事件进行预测。和法国和英国政府一样，我们认为这种筛查方法已经过时且不尊重民族的基本标准和个人自主性，即使是已经向患者解释说明且患者已经接受，因此也应当弃之。

未来的发展方向

产前筛查和诊断技术发展迅速，第一孕期的超声波检查不仅越来越受欢迎，而且成为必然检查，这些新技术将会改变我们的生活。例如，通过检查在母亲血液中的胎儿DNA，可以检出99%的唐氏综合征和97%的18三体综合征，但对胎儿没有任何危险。虽然目前这些检查成本过高（约800加币），且这仅仅是筛查（不包括诊断性检查），但随着时间的推移成本将会越来越合理，可普遍用于产前筛查。另外，专家团队正在积极研究如何从母亲的血液中分离出

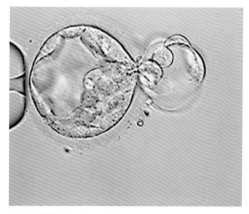

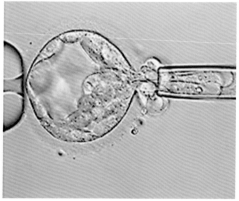

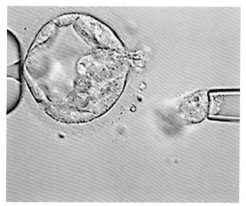

↗囊胚期胚胎组织切片检查

胎儿细胞，或许有一天该检查可以完全取代羊膜穿刺术和绒毛抽样等侵入式检查。到那时，只需要简单的母体血液检测和一次超声波检查就能够达到产前诊断的效果。

筛查和植入前诊断

诊断技术的发展带动了医学辅助生殖技术的又一次革命，目前已有一些技术能够检测出体外受精培养的胚胎的基因或染色体异常。例如，即使是在培养初期，也可以从胚胎中提取一个单细胞通过分子技术对其DNA进行分析。在筛查期间，该方法具有较大的优势，在早期就能够发现染色体异常，从而只挑选健康的胚胎植入即可。

在诊断检查中，如果父母双方是基因突变的携带者，这一方法非常有效。当父母的基因结合至一个卵子中就会引起严重的疾病（尤其是囊泡性纤维化症）。另外，一个人的基因突变也足以引起疾病（如血友病），因此通过对胚胎提取物的检查分析可以避免一些基因疾病的发生。

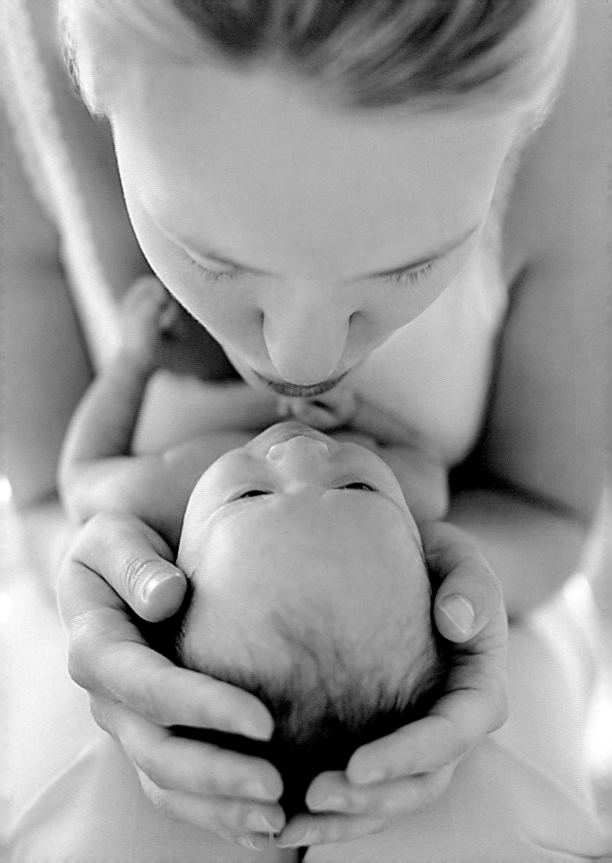

第八章

成功怀孕的诀窍

每一个苹果都是爱的果实。

费利克斯·勒克莱尔（Felix Leclerc，1914—1988）

人类生殖是一个自然过程，而那些怀孕困难的夫妻多次尝试失败让人感觉吃惊。他们感到失望、伤心、担忧，甚至当怀孕严重影响到生活时感觉命运不公，他们只能把怀孕当成是梦想，茫然地站在梦想的门外。

他们的这种心情可以理解，但更重要的是在面对困难时保持良好的心情。事实上，我们可以通过改变一些生活习惯来提高怀孕的概率，做到这些基本的步骤就很可能解决问题。即使是因严重的生理失调导致的怀孕困难也不要放弃当父母的希望。现代生殖医学在不断进步，一些内分泌失调或是器官结构紊乱已经可以治愈，且帮助数百万人成功怀孕。

在此，我们会从科学角度列出影响怀孕的几大主要因素，以及男女生殖系统畸形的治疗方法。

频繁性生活

这一点看似容易，但重要的是要谨记性交的频率会直接影响到怀孕概率。这种"要求"一般不会造成问题，但是对于那些反复尝试却怀孕失败的夫妻来说，长期保持高质量的性生活就比较困难，如果通过"引诱"对方似乎更容易成功。

然而，要达到这种同步的效果比我们实际预想的要难。大多数夫妻是通过在月经周期后短时间内性交而成功怀孕的，一般是在排卵前5天和排卵后短时间内（图8-1）。在关键期（排卵前2天和当天）的3天进行性交怀孕的可能性最高。

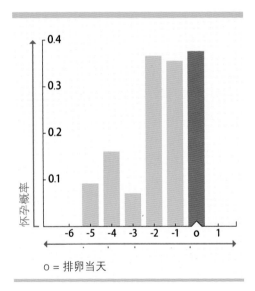

o = 排卵当天

（来源：威尔克斯特等人，1995）

图8-1　根据月经周期推算怀孕概率

然而，这种最佳时间因生理周期的变化而不同，即使是生理周期规律的女

性。例如，月经周期为28天并不是说在第14天排卵，其受孕期可能是第9天或第10天开始。有研究发现70%的女性在月经周期的第10天前和第17天后受孕。因此，最佳受孕时间通常很难准确猜出并集中进行性交，对生理周期不规律的女性就更难了。显然，月经周期规律且>35天的则从一开始就需要征求医生意见。

从理论上讲，每天进行性交可有效提高怀孕的概率，但实际上频繁的性交（每2~3天一次）是最大程度提高怀孕概率的可行方法，因为只有这样男性的精液内才能储存足够的精子，这些精子可以在女性生殖系统内存活5天，当卵子排出的时候可以增加这些离它最近的精子的数量。

如果可能，不要等到最后一刻

家庭计划使许多女性将孩子与生活和谐地融为一体，而不需要个人与职业作出让步。然而选择组建家庭的时间却不是绝对的。随着年龄的增大，女性的怀孕能力下降，从而导致

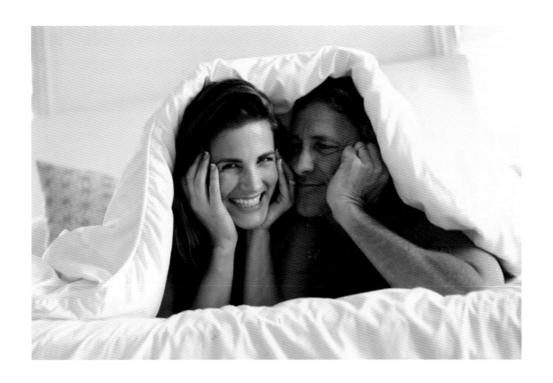

这些夫妻在怀孕上花费更多的时间。人生变幻莫测，我们不可能控制所有的事情，但如果条件允许，建议想要孩子的女性不要等太长时间，最好是在35周岁以前怀孕。

　　年龄对男性的影响不同，但近期研究发现随着年龄的增长男性的精子质量下降。这种退化会影响精子头部的DNA结构，可能大幅增加胎儿畸形的或异常的风险，如精神分裂症和自闭症障碍。在大多数情况下，男性即使在年龄较大时遇到自己的另一半也可以有一个正常的宝宝，但应谨记最好提高警惕，采取最健康的生活习惯（健康饮食、规律运动、戒烟），以最大限度地减少毒性对生产精子的干细胞的伤害，从而降低基因物质受到破坏且遗传给孩子的风险。

戒烟

吸烟仍是导致死胎的主要因素，

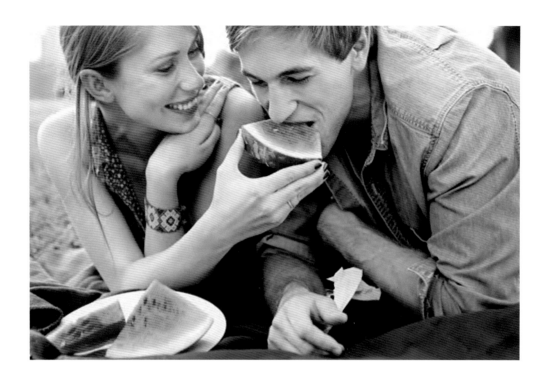

这是由于吸烟会大幅提高患上肺癌、心脏病和其他肺部疾病的风险。除了对健康产生严重影响外，吸烟大约会产生4 000种化学物质，对男女生殖功能造成一系列的不良影响。吸烟的女性怀孕时（自然怀孕或是通过医学辅助技术怀孕）更容易遭遇一些问题，无论排卵期内卵泡的成熟是否异常，其子宫对胚胎的接受能力都会下降，而且会大幅提高宫外孕的风险，且吸烟的女性比不吸烟女性的怀孕率要低50%左右。男性吸烟会降低精子的产量，造成氧化应激而破坏DNA结构，导致精子不容易让卵子受精，而且香烟中的大量致癌物不可忽视。每天吸一包烟的人每年其肺部的基因物质会产生约600次突变，其中一些突变必然会影响到生殖细胞并遗传给孩子。由此可见，戒烟对怀孕是有百利而无一害的，不只对怀孕，对整个身体健康都是有利的。

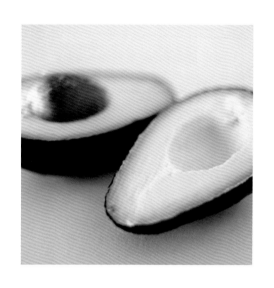

健康饮食

常言道："人如其食"，人与食的关系更适用于生殖能力与食的关系。与人体中的所有细胞相同，男性和女性的生殖细胞受到体内环境的密切影响，因此要避免人体代谢失衡而影响生殖细胞的完整性和成熟度。大多数情况下，保持最佳的健康饮食习惯，最大化提高生育能力，预防所有慢性疾病（心脏病，2型糖尿病和一些癌症）（表8-1）。

谨慎选择含有脂肪的食物

一些研究发现，食物中的各种脂肪会影响人的生育能力。就这一点而言，单一不饱和脂肪酸/反式脂肪酸显得尤其重要，其比例可通过富含单一不饱和脂肪酸的食物（橄榄油、鳄梨等水果）来调节，尽量避免食用含有氢化油加工过的食物。由于现代食物中缺乏Omega-3脂肪酸，所以应注意多食用富含该类脂肪酸的食物（亚麻籽、三文鱼等脂肪鱼）有利于提高生育能力。

控制血糖波动

人体对可消化的糖分消化快会导致胰岛素和血糖水平的大幅波动，如果经常这样波动就会引起慢性炎症，影响生殖细胞的成熟。控制血糖的一个简单而有效的方法是尽量限制单糖和精制面粉的摄入，常见于加工过的食物。另一方面，富含膳食纤维和复合碳水化合物的食物（如蔬菜、豆类和全谷物食品）可以降低胰岛素的分泌，有助于稳定血糖。

广泛摄入蛋白质

事实上并不需要依靠每天吃肉来确保蛋白质的摄入，有研究发现摄入植物蛋白质（豆类、坚果和谷物类）的女性患上排卵障碍的风险要比只依靠红肉获

表8-1　影响生育能力的食物*

选择的食物	适量食用
水果和蔬菜	
富含叶酸的蔬菜（如菠菜、西洋菜等） 富含不饱和脂肪酸的食物（如鳄梨、坚果、亚麻籽等） 富含抗氧化剂的蔬菜和蔬果：红甜菜、仙人掌果、酸豆、辣椒、红皮洋葱（生的）、西兰花、黑加仑、苹果、蓝莓、樱桃	加工的非常甜的果汁
肉和其他富含蛋白质的食物	
植物蛋白（豆类、坚果、谷物类） 富含铁的食物（豆腐、扁豆、黄豆） 鱼，包括富含Omega-3的食物 家禽类 瘦红肉	较肥的肉 熟肉制品
淀粉类食物	
全谷物食品 全谷物面包和意大利面 糙米	白面包、白米饭、土豆泥等
甜点	
黑巧克力（每天20g） 水果 酸奶、冰激凌	含有反式脂肪酸或饱和脂肪酸的甜点 白面粉做的蛋糕和饼干
饮料	
牛奶（3.25%） 绿茶 红葡萄酒	咖啡（每天＜2杯） 酒（每周＜2次） 软饮料

* 建议在孕期食用的食物，含酒精的饮品（包括红酒）都应
　禁止。

得蛋白质的女性低许多。

特定食物

　　食用大量富含非血基质铁的食物（豆腐、豆类、扁豆、菠菜）会降低患上排卵障碍的风险。另外，富含碘的食物也对身体有益且容易在海鲜中找到（鱼、海鲜、藻类）。通常建议想要怀孕的女性口服叶酸补充剂，但并不意味着可以忽视该维生素的自然来源，如绿色蔬菜中就富含人体必需的许多维生素和矿物质。

切勿过度肥胖

　　现在体重过重和肥胖已经影响到西方国家2/3的人群，他们因此受到慢性疾病的困扰，同样对生育能力也造成严重的后果。有研究已经证实体重指数＞25的人（特别是肥胖的人，即BMI＞30）可能会有怀孕困难的问题（图8-2）。这个问题同样会影响到男性的生育能力，包括患上少精症和精子缺乏活力的风险增高（图8-3）。

　　对于许多人来说，保持健康的体重

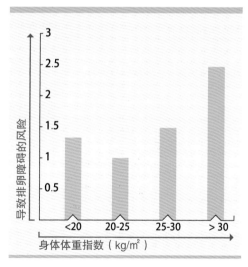

（来源：查瓦罗等人，2007）

图8-2 母亲体重指数导致
排卵障碍的风险

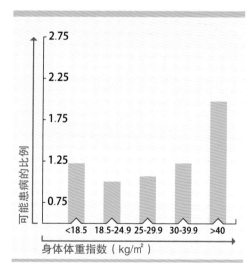

（来源：斯蒙德迪等人，2012）

图8-3 父亲体重指数与少精症/
精子缺乏活力的关系

是一个很难的目标，不仅是因为我们有充足的食物，而且由于现代生活方式下能量消耗较慢。为了走出现代生活的这种"怪圈"，最佳的方法是对加工过、含糖分和不良脂肪（以及热量）较高的食品建立起防御阵地，重新定义和选择我们的食品。例如，根据上文的描述选择正确的食品。另外，结合适度而有规律的运动（如每天散步30分钟）。养成这些习惯就很有可能避免血糖问题，将身体内部功能调整（包括食欲控制）至最佳状态，避免热量过高。

辅助生殖技术：男性因素

尽管生活习惯的改善对生育能力有积极的作用，但仍有一些严重的生理或结构性问题引起的生殖系统障碍需要医学手段干预来治疗。

当夫妻正常生活一年后，检查的第一步是确定是否因精子异常导致不孕不育。"男性因素"可能包括精子数量不足（少精症或无精症）、精子缺乏活力（弱精子症）或形态异常（畸形精子症），这些症状大多可通过精子检测检

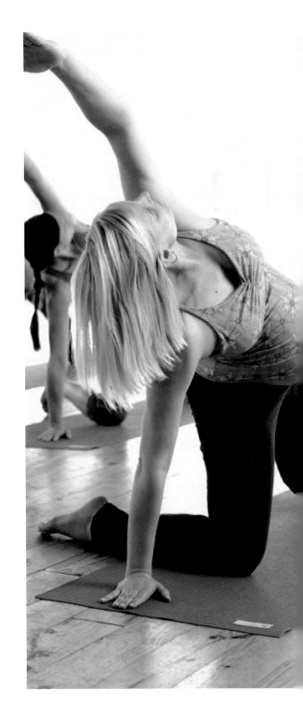

出。医学辅助生殖技术主要用于攻克可立即检查出的问题（图8-4）。例如，如果精子检查结果有严重的异常（缺乏活跃精子），可进一步详细检查确定是激素或是身体结构的原因，以便确定是通过药物还是手术来进行治疗。如果病情轻微或是精子检查结果基本正常（无法解释的不孕），可尝试准备浓度较高的精液进行宫腔内人工授精。通常最后采用而有效的方法是试管婴儿。

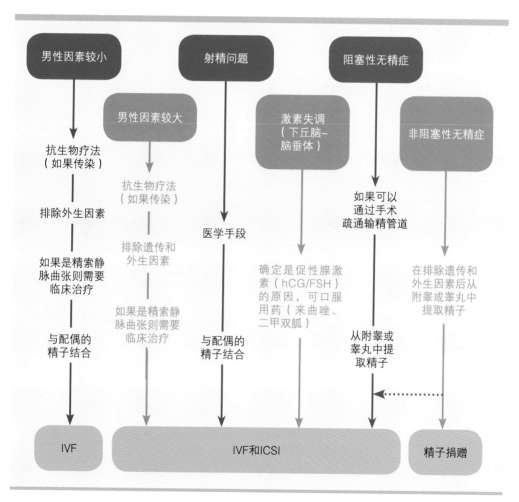

图8-4　男性不育症病因调查：精子异常分析（精子常规检查）

辅助生殖技术：女性因素

女性不孕症大多是由于卵泡发育及排卵障碍引起的，因此检查时首先考虑卵泡发育及排卵障碍的原因（图8-5）。通常需要进行完整的激素水平检查，如

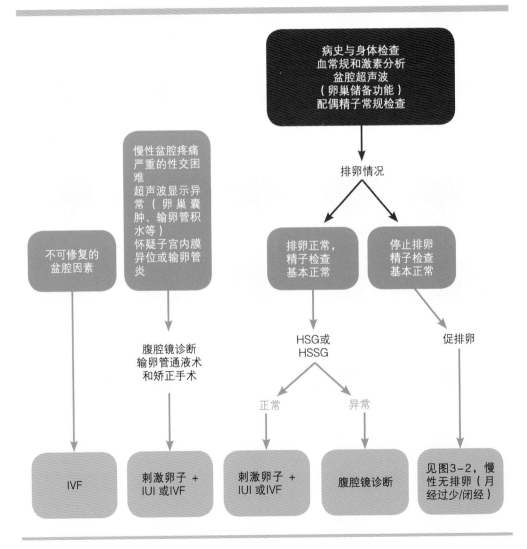

图8-5　女性不孕症病因调查

果因血液中过高的蛋白质或甲状腺失调引起，通过药物即可快速康复，但大多情况下，卵泡发育及排卵障碍源于更复杂的激素失调，检查的目的是找出潜在的原因。如果雌激素水平足以维持月经周期内子宫内膜增长的需要，使用孕酮会出现撤退性出血，即表明卵泡发育及排卵障碍的原因是下丘脑功能障碍或多囊卵巢综合征，那么可以单独服用氯米芬或结合调整新陈代谢（减肥、二甲双胍）即可恢复排卵进而怀孕。如果雌激素水平过低，使用孕酮也不会产生撤退性出血，即表明是由于下丘脑-脑垂体功能障碍导致的，那么就必须使用GnRH或促性腺激素。另外，卵泡发育及排卵障碍也有可能是卵巢储备功能过早退化（停经）而导致，那就只有通过卵子捐赠、胚胎捐赠或领养孩子来实现当父母的愿望了。在极少数情况下，通常是在流产、分娩或引产后宫腔受损（粘连），阻碍子宫内膜脱落流出（阿休曼综合征），这种情况下可根据宫腔受损程度通过宫腔镜手术修复。

然而，与男性不育症一样，在尝试多种基本的治疗方案但反复失败后，较

为有效的手段即试管婴儿。

成功怀孕

对于努力了数年仍未怀孕的夫妻来说，妊娠检测阳性让他们感到兴奋，在这条艰难的道路上最终取得了胜利，但这一消息带来的莫大喜悦并不会让夫妻们忘掉，是更重要的怀孕过程，因为这对孩子一生的健康产生影响。

从饮食角度讲，孕妇面临的最大挑战是为胎儿发育提供必要的营养，同时又不能营养过度。需要强调的是：你不需要吃两个人的——只要双倍就好。胎儿的能量需求适度，较容易满足，尤其是在食物充足的现代社会。问题在于现代饮食的质量，既有不足也有过多的问题。一方面，过多糖分、精细面粉、破坏新陈代谢的不良脂肪，导致血糖不稳定；另一方面，又缺乏纤维、身体必需的多元不饱和脂肪酸、保护性抗氧化剂，降低了人体的自然防御体系，容易导致慢性炎症。因此，避免食用较差材料制成的加工型食品（特别是垃圾食品），多食用植物性食物（水果、蔬

菜、全谷物），平衡身体功能，以最佳的方式为胎儿发育提供必要的营养，同时免受外界有害条件的影响。

这一点非常重要，因为胎儿能够准确"识别"周围的环境并不断调整基因形态尽快适应。例如，母亲体重过大或过量摄入糖分和精细面粉引起的慢性高血糖使胎儿快速适应这种过量的环境，扰乱最初的正常代谢，孩子成年后就容易肥胖或患上糖尿病。同样，一些有毒物质，如吸烟、酒精，甚至是压力过大或持续时间较长，胎儿都会"识别"这些环境并"编辑"基因，以便出生后适应。因此在孕期保持良好的生活习惯不仅对胎儿短期的发育有利，而且影响到孩子的一生。

对我们而言，本书是沥血之作，是我们与诸多不孕不育症夫妇共同努力的结晶。在此我们分享他们的悲伤、痛苦、欢乐、甚至是兴奋。我们了解不孕不育的痛苦和对患者造成的巨大困扰，直至今天有些话题仍是禁忌。许多夫妻在第一次光临我们诊所时，对病情基本上无知、毫无准备、充满担忧。经过各项检查和治疗后，许多人情不自禁地抽泣，卸下了长久以来（有些长达数年）的负担，终于有人愿意毫无歧视地倾听他们的心声，并给予他们希望。

本书的出版是我们与神秘的不孕不育症斗争的成功。我们首先希望不孕不育症夫妇在就诊开始时就做好充分的准备，同时也要了解怀孕过程的复杂性以及对每个人来说并不容易的原因。在此我们强调辅助生殖技术在不断进步，近几年变得越来越简单。我们要充满希望，即使有些问题目前无法解决，但至少可以降低不良因素的影响，提高成功率。

最后，我们要提醒的是，生殖辅助技术及其领先技术–试管婴儿将不仅仅属于政府资助的医疗范围，也是我们未来的一项主要投资。无论从个人还是社会角度讲，这都是非常值得投资的人性化实践。

我们是试管婴儿！

我们也有10个手指头、10个脚趾头（事实上我们都有20个），完全正常！

2013年4月，我们一起庆祝第18个生日，从此我们可以晚上去酒吧了！（可能我们已经提前做过了……）

我们需要矫正牙齿，我们打高尔夫，我们滑雪……我们在学校表现优秀，今天我们完成了预科学习，大学在向我们招手。

我们知道我们的出生绝不平凡，当提及我们的身世时，人们不知道IVF是什么，最离谱的是：他们认为我们不是在妈妈肚子里成长的，其实我们已经看到妈妈怀孕期间的照片了（至少每个月1张、2张、3张、4张……）。我们可以确信是在妈妈的肚子里，圆圆滚滚的肚子里（爸爸戏称为"炸弹"）。

我们是一对双胞胎，但我们并不完全相同，相反我们性格完全不同。我们并不是一个人的整体，但我们很爱对方。这并不容易，我们有共同的朋友圈，在同一所学校，经常一起参加比赛活动（并不一定有益于健康）！

我们努力想要的是快乐均衡的生活，父母的婚姻为我们的关系奠定了基础。我们的父母非常想要孩子，当他们发现无法正常怀孕时就选择了试管婴儿，那是一段艰难的时期，但他们挺过来了，随后我们俩出生了。也就在那一刻我们与米隆（Miron）医生见面了。

我们知道试管婴儿的过程漫长而又复杂，但我们必须承认没有详细叙述，父母也是如此。他们并没有隐瞒我们是试管婴儿的真相，对我们来说这很正常。我们俩从懂事起父母就告诉我们是如何来到这个世界的。

我们是非常"正常"的——父母并没有带我们去看精神科医生——我们也

不需要任何特殊的治疗。

我们很高兴来到人世间，我们知道试管婴儿是在有盖培养皿中培养的。

斯特凡妮（Stephanie）和克洛伊·莱昂纳尔（Chloe Leonard）

2013年6月

关于作者

皮埃尔·米隆（PIERRE MIRON）医生（硕士、博士）
FRCSC（加拿大皇家外科医学院院士）

皮埃尔·米隆，生殖医学专家，1980年毕业于希尔布鲁克大学，1985年在蒙特利尔大学获得妇产科硕士学位，之后进入澳大利亚墨尔本大学的皇家妇科医院研究生殖内分泌学和不孕不育症。任职期间，米隆在魁北克省开展了三个试管婴儿项目：蒙特利尔的迈松纳夫-罗斯芒特（Maisonneuve-Rosemont）医院（1986）、蒙特利尔的PROCREA（1990）以及魁北克省的PROCREA（1998）。

1985—2010年，米隆医生是蒙特利尔大学的医学系教授，之后获得第二个博士学位（2011），2007年进入生殖不孕不育中心，如今在蒙特利尔北岸经营着自己的诊所。

米隆是生殖内分泌与不孕不育委员会的成员、加拿大妇产科医生协会（SOGC）的成员、加拿大妇产科医生协会杂志的编辑委员、加拿大生育能力与男性学科协会共同道德委员会成员，曾担任魁北克省妇产科医生协会生殖内分泌与不孕不育分会会长多年及董事会董事。在此期间成功将不孕不育症确定为疾病的一种，并将加拿大魁北克省的生殖技术和妇产科医生协会的产前筛查技术广泛推广。近期，米隆医生同意担任加拿大皇家医学院妇产科生殖内分泌和不孕不育专业考试委员会成员。

米隆医生在其职业生涯中将激情与汗水奉献给了魁北克省不孕不育事业，

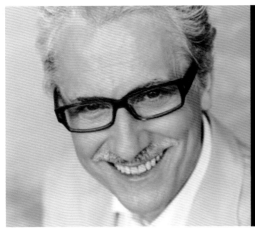
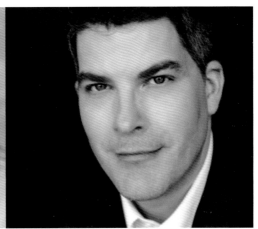

参与在魁北克省设立2个不孕不育夫妻协会，花费25年游说政府的各类相关权威机构。如今魁北克省对不孕不育症的治疗全部由政府买单。

马苏·普洛瓦克（Mathieu Provencal）医生（博士）

马苏·普洛瓦克，临床生物化学家，2009年进入蒙特利尔大学医学院攻读博士学位，其研究在圣贾斯丁大学医学中心随理查德·贝利佛医生完成后在专业的癌症杂志发表，证明了孩子体内激活凝结功能的分子与几种脑补癌症发生之间的关系。

2009年，普洛瓦克医生在蒙特利尔大学的临床生物化学中心实习，2011年获得博士学位，并获得魁北克省的专家认证，自2011年起在蒙特利尔的迈松纳夫–罗斯芒特（Maisonneuve-Rosemont）医院担任临床内分泌与男性学科实验室主任。

2011年被任命为生殖不育中心医学实验室主任，担任伊萨卡康奈尔大学（纽约）研究团队关于母亲产前筛查项目的负责人，参与母亲诊断性筛查项目的研究。

了解更多

第一章　性爱的魅力

Dey, S. K. (2010),《How we are born》, *The Journal of Clinical Investigation*, vol. 120, 952-955.

Ikawa, M., Inoue, N., Benham, A. M. et Okabe, M. (2010),《Fertilization: a sperm's journey to and interaction with the oocyte》, *The Journal of Clinical Investigation*, vol. 120, 984-994.

第二章　怀孕困难

Alvarez, S. et Fallet, C. (2010),《Role of toxic factors in the fecundity of the couple》, *Journal de Gynécologie Obstétrique et Biologie de la Reproduction (Paris)*, vol. 39, 39-40.

Anderson, K., Nisenblat, V. et Norman, R. (2010),《Lifestyle factors in people seeking infertility treatment–a review》, *Australian and New Zealand Journal of Obstetrics and Gynaecology*, vol. 50, 8-20.

Branch, D. W., Gibson, M. et Silver, R. M. (2010),《Clinical practice. Recurrent Miscarriage》, *New England Journal of Medicine*, vol. 363, 1740-1747.

Bushnik, T., Cook, J. L., Yuzpe, A. A., Tough, S. et Collins, J. (2012),《Estimating the prevalence of infertility in Canada》, *Human Reproduction*, vol. 27, 738-746.

Joffe, M. (2010),《What has happened to human fertility?》, *Human Reproduction*, vol. 25, 295-307.

Ménézo, Y., Entezami, F., Lichtblau, I., Cohen, M., Belloc, S. et Brack, M. (2012),《Oxidative stress and fertility: false evidence and bad recipes》, *Gynécologie, obstétrique et fertilité*, vol. 40, 787-796.

Wallace, W. H. et Kelsey, T. W. (2010),《Human ovarian reserve from conception to the menopause》, *PLoS One*, vol. 5, e8772.

Woodruff, T. J., Janssen, S. J., Guillette, L. J. et Giudice, L. C. (2010), *Environmental Impacts on Reproductive Health and Fertility*, Cambridge, Cambridge University Press.

第三章　女性不孕症

2012.《Diagnostic evaluation of the infertile female: a committee opinion》, *Fertility and Sterility*, vol. 98, 302-307.

2012.《Health and fertility in World Health Organization group 2 anovulatory women》, *Human Reproduction Update*, vol. 18, 586-599.

Aboulghar, M. et Rizk, B. (2010), *Ovarian Stimulation*, Cambridge, Cambridge University Press.

Brioude, F., Bouvattier, C. E. et Lombes, M. (2010),《Hypogonadotropic hypogonadism: new aspects in the regulation of hypothalamic-pituitary-gonadal axis》, *Annales d'Endocrinologie*, vol. 71, suppl. 1, S33-41.

Burney, R. O. et Giudice, L. C. (2012),《Pathogenesis and pathophysiology of endometriosis》, *Fertility and Sterility*, vol. 98, 511-519.

Heffner, L. J. (2004),《Advanced maternal age–how old is too old?》, *New England Journal of Medicine*, vol. 351, 1927-1929.

Jacquesson, L., Belaisch-Allart, J. et Ayel, J. P. (2010),《Induction of ovulation》, *Journal de Gynécologie Obstétrique et Biologie de la Reproduction* (*Paris*), vol. 39, S67-74.

Pritts, E. A. (2010),《Letrozole for ovulation induction and controlled ovarian hyperstimulation》, *Current Opinion in Obstetrics and Gynecology*, vol. 22, 289-294.

Torre, A. et Fernandez, H. (2007),《Polycystic ovary syndrome (PCOS)》, *Journal de Gynécologie Obstétrique et Biologie de la*

Reproduction (*Paris*), vol. 36, 423-446.

第四章　男性不育症

2012.《Diagnostic evaluation of the infertile male: a committee opinion》, *Fertility and Sterility*, vol. 98, 294-301.

Agarwal, A. et Sekhon, L. H. (2010),《The role of antioxidant therapy in the treatment of male infertility》, *Human Fertility* (*Cambridge*), vol. 13, 217-225.

Avendano, C., Mata, A., Sanchez Sarmiento, C. A. et Doncel, G. F. (2012),《Use of laptop computers connected to internet through Wi-Fi decreases human sperm motility and increases sperm DNA fragmentation》, *Fertility and Sterility*, vol. 97, 39-45 e2.

Cohen-Bacrie, P., Belloc, S., Menezo, Y. J., Clément, P., Hamidi, J. et Benkhalifa, M. (2009),《Correlation between DNA damage and sperm parameters: a prospective study of 1,633 patients》, *Fertility and Sterility*, vol. 91, 1801-1805.

De Souza, G. L. et Hallak, J. (2011),《Anabolic steroids and male infertility: a comprehensive review》, *BJU International*, vol. 108, 1860-5.

Gaskins, A. J., Colaci, D. S., Mendiola, J., Swan, S. H. et Chavarro, J. E. (2012),《Dietary patterns and semen quality in young men》, *Human Reproduction*, vol. 27, 2899-2907.

Gharagozloo, P. et Aitken, R. J. (2011),《The role of sperm oxidative stress in male infertility and the significance of oral antioxidant therapy》, *Human Reproduction*, vol. 26,

1628-1640.

Kim, E. D., Crosnoe, L., Bar-Chama, N., Khera, M. et Lipschultz, L. I. (2013), 《The treatment of hypogonadism in men of reproductive age》, *Fertility and Sterility*, vol. 99, 718-724.

Krausz, C. (2011), 《Male infertility: pathogenesis and clinical diagnosis》, *Best Practice & Research: Clinical Endocrinology & Metabolism*, vol. 25, 271-285.

Morgante, G., Tosti, C., Orvieto, R., Musacchio, M. C., Piomboni, P. et De Leo, V. (2011), 《Metformin improves semen characteristics of oligo-teratoasthenozoospermic men with metabolic syndrome》, *Fertility and Sterility*, vol. 95, 2150-2152.

Patry, G., Jarvi, K., Grober, E. D. et Lo, K. C. (2009), 《Use of the aromatase inhibitor letrozole to treat male infertility》, *Fertility and Sterility*, vol. 92, 829 e1-2.

Rolland, M., Le Moal, J., Wagner, V., Royère, D. et De Mouzon, J. (2013), 《Decline in semen concentration and morphology in a sample of 26,609 men close to general population between 1989 and 2005 in France》, *Human Reproduction*, vol. 28, 462-470.

Sakkas, D. et Alvarez, J. G. (2010), 《Sperm DNA fragmentation: mechanisms of origin, impact on reproductive outcome, and analysis》, *Fertility and Sterility*, vol. 93, 1027-1036.

Sermondade, N. et coll. (2013), 《BMI in relation to sperm count: an updated systematic review and collaborative meta-analysis》, *Human Reproduction Update*, vol. 19, 221-231.

Spano, M., Bonde, J. P., Hjollund, H. I., Kolstad, H. A., Cordelli, E. et Leter, G. (2000), 《Sperm chromatin damage impairs human fertility. The Danish First Pregnancy Planner Study Team》, *Fertility and Sterility*, vol. 73, 43-50.

第五章　医学辅助生殖技术

2011. *How to Improve your ART Success Rates*, Cambridge, Cambridge University Press.

2013. *Fertility: Assessment and Treatment for People with Fertility Problems* [*Internet*]. London (UK), National Institute for Health and Clinical Excellence: Guidance; RCOG Press.

Ali, A., Benkhalifa, M. et Miron, P. (2006), 《In-vitro maturation of oocytes: biological aspects》, *Reproductive BioMedicine Online*, vol. 13, 437-446.

Biggers, J. D. (2012), 《IVF and embryo transfer: historical origin and development》, *Reproductive BioMedicine Online*, vol. 25, 118-127.

Casper, R. F. et Mitwally, M. F. (2012), 《A historical perspective of aromatase inhibitors for ovulation induction》, *Fertility and Sterility*, vol. 98, 1352-1355.

Davies, M. J., Moore, V. M., Willson, K. J., Van Essen, P., Priest, K., Scott, H., Haan, E. A. et Chan, A. (2012), 《Reproductive technologies and the risk of birth defects》, *New England Journal of Medicine*, vol. 366, 1803-1813.

Gnoth, C., Maxrath, B., Skonieczny, T., Friol, K., Godehardt, E. et Tigges, J. (2011), 《Final ART success rates: a 10 years survey》, *Human Reproduction*, vol. 26, 2239-2246.

Grady, R., Alavi, N., Vale, R., Khandwala, M. et McDonald, S. D. (2012), 《Elective single embryo transfer and perinatal outcomes: a systematic review and meta-analysis》, *Fertility and Sterility*, vol. 97, 324-331.

Kohls, G., Ruiz, F., Martinez, M., Hauzman, E., De La Fuente, G., Pellicer, A. et Garcia-Velasco, J. A. (2012), 《Early progesterone cessation after in vitro fertilization/intra-cytoplasmic sperm injection: a randomized, controlled trial》, *Fertility and Sterility*, vol. 98, 858-862.

Lamazou, F., Legouez, A., Letouzey, V., Grynberg, M., Deffieux, X., Trichot, C., Fernandez, H. et Frydman, R. (2011), 《Ovarian hyperstimulation syndrome: pathophysiology, risk factors, prevention, diagnosis and treatment》, *Journal de Gynécologie Obstétrique et Biologie de la Reproduction* (*Paris*), vol. 40, 593-611.

Miron, P., Talbot. S., Rivard, M. et Lambert, J. (2001), 《Effectiveness of IVF for Unexplained Infertility and Minimal to Mild Endometriosis-Associated Infertility》, *Journal of Obstetrics and Gynaecology Canada*, vol. 23, 127-131.

Moragianni, V. A., Jones, S. M. et Ryley, D. A. (2012), 《The effect of body mass index on the outcomes of first assisted reproductive technology cycles》, *Fertility and Sterility*, vol. 98, 102-108.

Nygren, K. G. (2007), 《Single embryo transfer: the role of natural cycle/minimal stimulation IVF in the future》, *Reproductive BioMedicine Online*, vol. 14, 626-627.

Pagidas, K., Falcone, T., Hemmings, R. et Miron, P. (1996), 《Comparison of reoperation for moderate (stage III) and severe (stage IV) endometriosis-related infertility with in vitro fertilization-embryo transfer》, *Fertility and Sterility*, vol. 65, 791-795.

Palermo, G. D., Neri, Q. V., Monahan, D., Kocent, J. et Rosenwaks, Z. (2012), 《Development and current applications of assisted fertilization》, *Fertility and Sterility*, vol. 97, 248-259.

Pandey, S., Shetty, A., Hamilton, M., Bhatta-charya, S. et Maheshwari, A. (2012), 《Obstetric and perinatal outcomes in singleton pregnancies resulting from IVF/ICSI: a systematic review and meta-analysis》, *Human Reproduction Update*, vol. 18, 485-503.

Pinheiro, R. C., Lambert, J., Bénard, F., Mauffette, F. et Miron, P. (1999), 《Effectiveness of in vitro fertilization with intracytoplasmic sperm injection for severe male infertility》, *Canadian Medical Association Journal*, vol. 161, 1397-1401.

Said, T. M. et Land, J. A. (2011), 《Effects of advanced selection methods on sperm quality and ART outcome: a systematic review》, *Human Reproduction Update*, vol. 17, 719-733.

Siristatidis, C. S., Dodd, S. R. et Drakeley, A. J. (2012), 《Aspirin is not recommended for women undergoing IVF》, *Human Reproduction Update*, vol. 18, 233.

Sullivan, E. A., Wang, Y. A., Hayward, I., Chambers, G. M., Illingworth, P., McBain, J. et Norman, R. J. (2012), 《Single embryo transfer reduces the risk of perinatal mortality, a population study》, *Human Reproduction*, vol. 27, 3609-3615.

Tiitinen, A. (2012), 《Prevention of multiple pregnancies in infertility treatment》, *Best Practice & Research: Clinical Obstetrics & Gynaecology*, vol. 26, 829-840.

Van Steirteghem, A. (2012), 《Celebrating ICSI's twentieth anniversary and the birth of more than 2.5 million children–the "how, why, when and where"》, *Human Reproduction*, vol. 27, 1-2.

Verberg, M. F., Macklon, N. S., Nargund, G., Frydman, R., Devroey, P., Broekmans, F. J. et Fauser, B. C. (2009), 《Mild ovarian stimulation for IVF》, *Human Reproduction Update*, vol. 15, 13-29.

第六章 健康源于父母

Brown, L. S., Sharlin, J. et Edelstein, S. (2010), 《Nutrition requirements during pregnancy》, dans *Essentials of Life Cycle Nutrition*, Sudbury (MA), Jones and Bartlett Publishers.

Calkins, K. et Devaskar, S. U. (2011), 《Fetal origins of adult disease》, *Current Problems in Pediatric and Adolescent Health Care*, vol. 41, 158-176.

Evans, J. A. (2008), 《Pre-conceptional vitamin/folic acid supplementation》; (2007), *Journal of Obstetrics and Gynaecology Canada*, vol. 30, 656-7; réponse de l'auteur 658.

Ganu, R. S., Harris, R. A., Collins, K. et Aagaard, K. M. (2012), 《Maternal diet: a modulator for epigenomic regulation during development in nonhuman primates and humans》, *International Journal of Obesity Supplements*, vol. 2, S14-S18.

Hogg, K., Price, E. M., Hanna, C. W. et Robinson, W. P. (2012), 《Prenatal and perinatal environmental influences on the human fetal and placental epigenome》, *Clinical Pharmacology and Therapeutics*, vol. 92, 716-726.

Silveira, P. P., Portella, A. K., Goldani, M. Z. et Barbieri, M. A. (2007), 《Developmental origins of health and disease (DOHaD)》, *Jornal de Pediatra* (*Rio de Janiero*), vol. 83, 494-504.

第七章 产前筛查和诊断检查

Benn, P., Cuckle, H. et Pergament, E. (2012), 《Noninvasive prenatal diagnosis for Down syndrome: the paradigm will shift, but slowly》, *Ultrasound in Obstetrics & Gynecology*, vol. 39, 127-130.

Borrell, A., Grande, M., Bennasar, M., Borobio, V., Jimenez, J. M., Stergiotou, I. et Cuckle, H. (2012), 《First trimester detection of cardiac defects with the use of ductus venosus blood flow》, *Ultrasound in Obstetrics & Gynecology*, doi: 10.1002/uog.12349.

Brezina, P. R., Brezina, D. S. et Kearns, W. G. (2012), 《Preimplantation genetic testing》, *British Medical Journal*, vol. 345, e5908.

Choolani, M., Mayhuddin, A. P. et Hahn, S. (2012), 《The promise of fetal cells in maternal blood》, *Best Practice & Research: Clinical Obstetrics & Gynaecology*, vol. 26, 655-667.

Cuckle, H. S. (2011), 《Screening for pre-eclampsia–lessons from aneuploidy screening》, *Placenta*, vol. 32 Suppl, S42-S48.

Kagan, K. O., Staboulidou, I., Cruz, J., Wright, D. et Nicolaides, K. H. (2010), 《Two-stage first-trimester screening for trisomy 21 by ultrasound assessment and biochemical testing》, *Ultrasound in Obstetrics & Gynecology*, vol. 36, 542-547.

Miron, P., Côté, Y. P. et Lambert, J. (2009), 《Nuchal translucency thresholds in prenatal screening for Down syndrome and trisomy 18》, *Journal of Obstetrics and Gynaecology Canada*, vol. 31, 227-235.

Nicolaides, K. H. (2011), «A model for a new pyramid of prenatal care based on the 11 to 13 weeks' assessment》, *Prenatal Diagnosis*, vol. 31, 3-6.

Schoolcraft, W. B., Fragouli, E., Stevens, J., Munné, S., Katz-Jaffe, M. G. et Wells, D. (2010), 《Clinical application of comprehensive chromosomal screening at the blastocyst stage》, *Fertility and Sterility*, vol. 94, 1700-1706.

Simon-Bouy, B., Royère, D. et Levy, P. (2012), 《Sounding board. First trimester Down syndrome screening in France》, *La Revue du Praticien*, vol. 62, 1340-1344.

COORDONNéES

Dr Pierre Miron
Fertilys

fertilys.org

第八章　成功怀孕的诀窍

2012. *Age and Fertility: A Guide for Patients.* American Society for Reproductive Medicine.

Chavarro, J. E., Rich-Edwards, J. W., Rosner, B. A. et Willett, W. C. (2007), 《Diet and lifestyle in the prevention of ovulatory disorder infertility》, *Obstetrics & Gynecology*, vol. 110, 1050-1058.

Groll, J. et Groll, L. (2006), *Fertility Foods: Optimize Ovulation and Conception Through Food Choices*, New York, Fireside (Simon & Schuster).

Hackshaw, A., Rodeck, C. et Boniface, S. (2011), 《Maternal smoking in pregnancy and birth defects: a systematic review based on 173 687 malformed cases and 11.7 million controls》, *Human Reproduction Update*, vol. 17, 589-604.

Wilcox, A. J., Dunson, D. et Baird, D. D. (2000), 《The timing of the "fertile window" in the menstrual cycle: day specific estimates from a prospective study》, *British Medical Journal*, vol. 321, 1259-1262.

Wilcox, A. J., Weinberg, C. R. et Baird, D. D. (1995), 《Timing of sexual intercourse in relation to ovulation. Effects on the probability of conception, survival of the pregnancy, and sex of the baby》, *New England Journal of Medicine*, vol. 333, 1517-1521.

Dr Mathieu Provençal
Fertilys

图片来源

123rf.com, photo_16083541: 27

Catherine Clark, Fertilys: 94 (concentration normale de spermatozoïdes et oligozoospermie, deux images)

Dr Elisabeth ledoux, département de radiologie, CHRDL: 87 (hystérosalpingographies normale et anormale, deux images)

Dr Giovanna tomasi/CRA Centro Riproduzione Assistita (Catania, Italie): 111, 119, 1re image (ovule non fécondé)

Dr Pierre Miron: 75 (ovaire SOPK), 86 (utérus et ses annexes, deux images), 161 (trois échographies)

Dr Santiago Munné, Reprogenetics et Fertility and Sterility (Elsevier B.V., 2010): 165 (biopsie embryonnaire au stade de blastocyste, trois images)

GE: 73 (follicules ovariens 3D)

Getty Images: Steffen Thalemann / Image Bank / Getty Images couverture; Betty Wiley / Flickr Open / Getty Images 14; Laurence Monneret / Image Bank / Getty Images 18; Tyler Stableford / Lifesize / Getty Images 23; Paul Bradbury / Riser/ OJO Images / Getty Images 29; Ariel Skelley / Blend Images / Getty Images 34; Fredrik Nyman / Johner Images /Getty Images 36; DAVID M PHILLIPS / Photo Researchers / Getty Images 38; Lillian Elaine Wilson / The Image Bank / Getty Images 43; Dennis Hallinan / Archive Photos / Getty Images 44; Imagno / Hulton Archive / Getty Images 46; Philip Lee Harvey / Stone+ / Getty Images 51; Zero Creatives / Cultura / Getty Images 53; Yellowdog Productions / Lifesize / Getty Images 54; FotografiaBasica / E+ / Getty Images 57; Bruce Dale / National Geographic / Getty Images 59; Frank Herholdt / Stockbyte / Getty Images 60; dardespot / E+ / Getty Images 63; Danielle D. Hughson / Flickr Select / Getty Images 64; Trevor Williams/Fiz-iks / Flickr / Getty Images 65; momentimages / Tetra images / Getty Images 66; ZenShui/Frederic Cirou / PhotoAlto Agency RF Collections / Getty Images 68; James Darell / Riser / Getty Images 71; Troels Graugaard / E+ / Getty Images 72; Ruth Jenkinson / Dorling Kindersley / Getty Images 77; MAURO FERMARIELLO / Science Photo Library / Getty Images 81; Graham Monro/ gm photographics / Photolibrary / Getty Images 84; Peter Stackpole / Time & Life Pictures / Getty Images 90; Tatyana Aleksieva Photography / Flickr / Getty Images 93; NYPL/ Science Source / Photo Researchers / Getty Images 96; BIOPHOTO ASSOCIATES / Photo Researchers / Getty Images 97; IAN HOOTON/SPL / Science Photo Library / Getty Images 99; Vladimir Piskunov / Vetta / Getty Images 107; Mark Harmel / Stone / Getty Images 111; John Lamb / Taxi / Getty Images 112; Keystone-France / Gamma-Keystone / Getty Images 117; Popperfoto / Getty Images 124; Ulrich Baumgarten / Getty Images 126; Marion C. Haßold / Flickr / Getty Images 128; Amanda Rohde / E+ / Getty Images 130; Steve Allen / Stone / Getty Images 134; JGI/ Blend Images / Getty Images 138; Antonio M. Rosario / Photographer's Choice / Getty Images 140; Gary Buss / Taxi / Getty Images 142; Shmuel Mikel Bowles / E+ / Getty Images 143; Lucy Lambrieux / Flickr / Getty Images 145; Roz Woodward / Lifesize / Getty Images 146; Camille Tokerud / The Image Bank / Getty Images 149; Sam Edwards / OJO Images / Getty Images 150;B2M Productions / Photographer's Choice RF / Getty Images 152; Frank Herholdt / The Image Bank / Getty Images 154; DEA / G. DAGLI ORTI / De Agostini Picture Library / Getty Images 157; Will & Deni MCIntyre / Photo Researchers / Getty Images 160; dexter_s / E+ / Getty Images 162; ADAM GAULT/SPL / Science Photo Library / Getty Images 164; Tom Merton / Caiaimage / Getty Images 168; Digital Vision / Getty Images 171; Image Source / Getty Images 172; Jeanene Scott / The Image Bank / Getty Images 174; Thomas Northcut / Riser / Getty Images 177

Yannick Ferreira, Fertilys: 119, images 2 à 5 (embryons, blastocystes et morula), 122 (ICSI, une image)

Michel Rouleau: 20, 22, 30, 32, 37, 39, 41, 58, 104, 108, 132, 135, 136, 147

Sarah Scott: 185